JN046392

A capabilities approach
The health of women and children shapes the future

女性と子どもの健康が未来を拓く

ケイパビリティ・アプローチ

磯邉厚子　植村小夜子　戸田美幸　松永早苗　著

晃洋書房

本書について

　かつて，ジョン・スチュアート・ミルは女性のおかれた問題状況を次のように喝破した.

　女性の役目となっている日常の規則的な仕事とは無関係に，女性の時間と能力とはあらゆる人がつねに自由に使ってもよいものだと考えられているということである［Mill 1869=1957：150］.

　女性が社会から受ける教育のすべては，女性は自分に関係する個々人にたいしてのみ義務を負えばいい—その人々の利益のみをはかってやればいいという感情を教え込むものである［同上：155］.

　ミルは言う. 奴隷は自分を虐待する主人のもとから逃げることができるが，女性は，その逃げる自由すらもっていないのだと. 彼は，女性の投票権とともに，「離婚の自由」への権利を要求する. また，女性が「十分の余暇を，あるいは十分な心の精力と自由をもつことができるとしたら，…その積極的な能力を働かせうるに相違ない」と指摘する.

　本書の舞台は，21世紀のアジアやアフリカの諸地域である. ミルが活躍していた19世紀半ばのイギリスとは，時代背景も産業構造も大きく異なっている. 観察対象とされた女性たちが属する社会階級も異なったものであっただろう.
　だが，そうであるにもかかわらず，こと「女性の〈自由としてのケイパビリティ〉」を切り口としたとき，読者は両者の間に驚くほど似通った問題状況があることに気づくのではなかろうか. それはおそらく読者自身の状況とも，また本書を編み上げた筆者たち自身の状況とも似通ったものであるにちがいない.
　ケイパビリティ・アプローチは，資本主義的な経済成長を当是とする経済学の「効率性」概念を大きく拡張した. 女性が「その積極的な能力を働かせうる」ことにミルが着目した理由は，それが経済成長をもたらすからではなく，それ自体に価値を見出したからだった. 彼はそれを「自由（liberty）」の語で呼んだ.

　しかし，本書で表すアマルティア・センのケイパビリティ・アプローチは，このミルの射程をさらに広げて個人の「自由（freedom）」に接近しようとする．本書は，アマルティア・センのケイパビリティ・アプローチのよき適用例であるとともに，ケイパビリティ・アプローチの可能性それ自体を拡げる重要な試みである．一読することをお薦めしたい．

帝京大学経済学部教授・先端総合研究機構兼担教員／一橋大学名誉教授

後 藤 玲 子

ま え が き
―ひとがひとであるために―

2019年末，私たちの世界は，はなはだしいリスクと新たな脅威に直面した．それまでSARSやH1N1ウイルスなどといった感染症による危機の可能性はあっても，人々の暮らしを揺るがす出来事には至らなかった．COVID-19は，人の移動，個人・家族の活動，教育や社会への参加にさえ制約を課し，とくに移動の制約は，一夜にして人間のさまざまな可能性を停滞に追い込んだ．最も影響を受けたのは，貧しい国の人々であり，わずかな生活の糧を失い，生きるさまざまな術を失い，さらに十分な医療を享受できず，家族を失う人が続出した．そして，またしても豊かな国にワクチンが集中し，貧しい国が取り残されつつ，人々が後回しにされる事態になりつつある．

1990年以降，不均衡な世界にメスを入れた国連開発計画の「人間開発」アプローチは，貧困や不平等，最も関心を払うべき人々を置き去りにすることのない世界への転換，持続可能な世界の創造を手掛けたところであった．それは，世界のさまざまな問題は一国だけで解決することは困難で，世界全体で，地域連携で，取り組まねばならないこともわれわれに突きつけた．

とくに，最低限の医療しか受けられない国の人々は，良好な治療法があっても自らそれを選ぶことはできず，それらが政治経済や社会的不平等，インフラなどの基本的サービスの未充足と重なり，多重な剥奪状態が生じ，生命リスクを一層高めてきた．そのため人間の安全保障や人権保障，保健資源の公平な分配などに視点を置いた福祉（well-beings）を反映する機能アプローチ（以下，潜在能力（＝capabilities）アプローチ）の必要性が示された．言い換えれば，「1人ひとりの健康状態」を，生存の質や生活の質を維持・向上するための資源として捉え，人の福祉（well-beings）を包括的に評価するものである．

したがって，本書で示す「capabilities（潜在能力）アプローチ」[Sen 1985＝1988]は，上記の課題をふまえて，現在そして，未来のわれわれの生存のあり方，日々の生活のありようをさらに熟考させるものである．すなわち本書では，社会的存在である「ひとがひとであるために」，自らが生きたいと考える理由のある生き方を生みだす達成可能な人の機能を追究し，1人ひとりが「よりよい生」を目指すことを目的とする．

　多難な時代にあってこそ，個人の権原（entitlement）や人が価値あると考えるさまざまな選択肢の存在を再認識し，そしてそれらが，広く地域の人々の健康問題の解決に還元できるよう，われわれはその役割をもっている．すなわち個人や地域の健康問題を，さまざまな人の機能（状態やありよう）として評価し，人が自ら望む福祉のあり方へ転換する積極的なアプローチが求められている．人の健康生活のありようは，その社会や経済システムも反映されることから，政治・経済，社会・文化的な背景も含む包括的なアプローチとして，本書では，主にスリランカの農園の女性と子どもの健康課題の解決において「ケイパビリティ・アプローチの実践的研究」を議論，展開する．

　本書の刊行にあたって，帝京大学経済学部の後藤玲子先生には本研究の支援者として，アマルティア・センの理論に関して，温かいご指導をいただいた．今回，本書について貴重な視座をいただき，言葉に言い尽くせないが，深く感謝申し上げたい．

　また，本研究の中心的フィールドであるスリランカでは，Nihal Weerasoriya医師をはじめ，Offiyar Thevar助産師には調査毎にマネジメントをしていただき，深く感謝申し上げる．さらにコロナ禍の下，現地情報を随時送っていただいた現地コーディネータの田村智子氏に感謝申し上げる．

　最後に，研究費のサポートをしていただいた2018年国際学術研究助成（公益財団法人平和中島財団），2019〜2021年文部科学省科学研究費助成（基盤研究B 19H04372）の文部科学省研究振興局 独立行政法人日本学術振興会に深く感謝申し上げる．

　2021年9月20日
　　科学研究費助成事業 科学研究費補助金による「スリランカ農園
　　地域の働く母と子どもの自由—潜在能力アプローチの実践的研究」
　　　　　　　　　　　　　　　　　　　研究代表者　磯邉厚子

目　　次

本書について

まえがき
　　―ひとがひとであるために―

x

序　章　｜　人間開発の進展

　持続可能な開発目標SDGs（2016-2030年）は，MDGs2015（2000-2015年）に代わ[1)]
る新たな目標として，「誰一人取り残さない— No one will be left behind」を
理念として，国際社会が2030年までに貧困を撲滅し，持続可能な社会を実現す
るための指針として，17の目標を設定した．目標の半数は，人間の健康，生命
（生存）に直結する貧困，飢餓，福祉，教育，ジェンダー，安全な水，エネルギ
ーなどの内容で占められている．また，SDGs達成のためには「誰も置き去り
にしない」とし，1人ひとりに焦点をあてることを掲げている．

　SDGsの10番目の目標では，国内および国家間の経済格差や不平等の課題に
対し，あらゆる国の取り組みを示唆している．先進国と途上国，都市と農村，
富裕層と貧困層の格差，ジェンダー差，集団差などが存在する．今日，ほとん
どの人が，法の前の平等，平等な市民的自由，機会の平等など，何らかの平等
を信じ，さまざまな格差の克服を願っているにもかかわらず，いまだ世界の各
地域で格差や不平等の事態が蔓延している．それらは人の成長を阻害し，民主
主義を遅滞させ，社会的結束にも害をもたらしている．そこには，極度の貧困
や栄養不足により，5歳の誕生日を迎えられない子どもや，適切な処置が施さ
れず生命を落とす母親など，生存の危機におかれた人々がいる．

　1990年国連開発計画（UNDP）が人間開発報告書（HDR；Human Development[2)]
Report（以下，HDR））を刊行して以来，多くの国の保健や教育などは前進し，
人間の基本的能力に関する格差の改善は，前進が可能であることが示された．
しかし，すべての人々には行き渡らず，さまざまな欠乏状態におかれた人々
や，政策，集団から取り残された人々がおり，開発の恩恵は十分に届いていな[3)]
い．

　人間開発とは，すべての人が自ら価値ある選択肢を追究できる自由を拡げる[4)]
ことである．これはアマルティア・セン（Amartya Sen）が提唱した潜在能力[5)]

（ケイパビリティ）の概念であり，人並みに（人間らしく）生きるための基本的な生存の保障や，個人が自らの生き方を選択できる人の機能[6]（人が価値あると考える行い=doings=行為，状態=beings=ありよう）を追究することである．すなわち開発とは，人のよい生活や生き方への福祉（well-beings）[7]へ転換するアプローチとしている．さらに，人が既に達成している人の機能（行いやありよう）だけではなく，むしろ個人がある行いやありようをいまだ実現していない理由を探究する点であり，全般的な自由の拡大よりも不利益を被るリスクに焦点をあてる．そのため，優先順位として不足分の平等への関心，すなわち最も不遇な状況（disadvantage）にある人々へ焦点をあてることであり，政治的，経済的，社会的，文化的自由への能力を最も必要とする人々を対象とする．したがって，国，地域，民族，社会，ジェンダーなどの不平等の中で，健康を維持し，生命を護り，よい生活を送るために，どのような人の機能を拡げるのかについて，具体的な分析や検討を行うことが必要である．

　本書では，いまだに取り残された人々，すなわち，さまざまな不平等・格差のもとにある人々に焦点をあて，とくに人の健康，生命（生存）に関する課題を取り上げる．しかし，単に生物学的な健康や生命に関する視点ではなく，人の健康や生命の保障は，政治，経済，社会，文化，歴史，自然条件などと関連付けられるため，それらの平等・不平等の条件を含めた人がよく生きる（well-beings）ための人の機能（functionings）を評価し，目指すべき開発の方向性を検討する．

―人間開発報告書2016から―

　「人間開発は，すべての人が生活において自分の可能性を完全に実現するための自由をもち，自分が大事にすることを達成できる世界を目指している．究極的な分析において，開発とは人々の，人々による，人々のための開発である．人々は互いにパートナーにならなければならない．人類は平和と繁栄のために努力しなければならない．人間開発は，すべての人の生活が同等に大切であり，すべての人のための人間開発は，最も取り残された人々から始めなくてはならないという認識を必要とする．これらの問題が解決されて初めて，すべての人が一緒に道の終わりにたどり着けると信じている．私たちは後ろを振り返り，誰も置き去りにしないことを知ることになるだろう」[HDR 2016：24].

　人間開発報告書では，開発援助の目的を，1人でも多くの人が人間の尊厳に
ふさわしい生活ができるように手助けすることであると位置付け，国の開発の
度合いを測定する尺度として，1人当たりの所得（GDP），保健（平均寿命），教
育（就学率）を基本要素として，これらを独自の数式に基づき「人間開発指数
（HDI；Human Development Index）」として指数化した．以来，毎年異なるテーマ
の下に人間開発のあり方を問題提起し，国際社会の議論をリードしてきた．
1992年リオデジャネイロで開催された国連環境会議，1994年カイロでの国際人
口開発会議，1995年のコペンハーゲンでの社会開発サミットなどを通じて，人
間開発という概念は国際的にも幅広く受け入れられるようになった．
　2010年には，新たな3つの指数「不平等調整済み人間開発指数」「ジェンダ
ー不平等指数」「多次元貧因指数」を導入した．これらは，所得，保健，教育
の3側面における人間開発の国単位の平均達成度だけでなく，国内における達
成度の格差をも考慮に入れた指標，すなわちリプロダクティブ・ヘルス（性と
生殖に関する健康），エンパワメント，労働市場への参加の3つの側面における
達成度の女性と男性の間の不平等を映し出す指標であり，社会で最も恵まれな
い人々がさまざまな種類の貧困に苦しめられている実態を浮き彫りにするため
の指標である．
　一方，人間開発の基本的能力（所得，保健，教育）の格差が縮小しつつあると
はいえ，今なお享受できていない人々がいる．すなわち国内，地域内，ジェン
ダー，民族内などにおいて，その必要が残されている．「生死の問題を意味す
ることもあれば，知識や暮らしを変えるような技術へのアクセスを意味する場
合もある．高等教育の就学率は人間開発高位国では94％であるのに対し，人間
開発低位国では小学校就学率が42％といわれる．世界の約2億6200万人の子ど
もが小学校・中・高校に就学しておらず，5歳の誕生日まで生き延びられない
子どもが540万人いる．予防接種や手ごろな治療へのアクセスは改善したもの
の，依然として最貧国では子どもの死亡率が高い」[HDR 2019：7]．
　HDR 2019では一連の人間の基本的能力，すなわち最低限の教育の享受や極
度の貧困に陥らないことに役立つ能力の改善だけをもって，世界の人々の要望
に応えることはできないだろうとし，拡張的能力の進化を提案している．そし
て，「時代の価値観や人々の需要や要望の変化によってもそれらは進化する．
しかし，労働市場を変えていく機械化が人間にとって代わる可能性があるのか
は明らかになっていない．女性が投票権を得ること（基本的能力）から，全国的

リーダーとして政治に参加すること（拡張的能力）への前進が妨げられている場合，すなわち各人の行為主体性や各人の夢や価値観を実現する能力を奪いかねない状況があるとしたら，拡張的能力における新世代型格差への取り組みが必要となる．5歳までの生存や識字など，基本的な条件をクリアすれば，その後の人生で拡張的能力を形成するための土台ができ上がる．技術の利用や頻繁だが影響の少ない災害から大規模で予測不能な事象に至るまで，環境上のショックに対処する能力にも，基本的能力から拡張的能力へ同じような進化が反映される．集団を横断する格差を理解する際にも，この区別が重要になってくる」¹⁴⁾．以上のように人間の基本的能力（保健，教育，所得）から，それらを進展させる取り組みが示されている．

注

1）持続可能な開発目標（SDGs：1-17）〈https://www.jp.undp.org/〉UN［2015］

2）『人間開発報告』の考案者であるMahbub ul Haqは，「人間開発の重要な側面は，人間の能力形成とその能力を使って雇用や社会参加に活用すること，経済成長が進んでも社会や政治的障がいによって取り残されている人々がいれば，不利な人のエンパワメントや公平性（equity）への取り組みが必要である」とした．

3）人間開発報告書 Human Development Report［HDR 2019：4］

4）自由（freedom）：価値があると認められた人間の行動（すること，なすこと）に対して外的拘束や障がいのない状態．強制や必然からの自由，自立性，自発性による意思決定や行動の自由を意味する．人が選ぶであろうものの達成に有効な力として自由を捉える．Sen［1992=1999：59-62, 102；1999a=2000：83-84, 101］．

5）Amartya K. Sen. 1998年ノーベル経済学賞受賞，9歳のときに体験したベンガル大飢饉の実証的研究は『貧困と飢饉』にまとめられ，飢饉の原因は食料不足ではなく，人のエンタイトルメント（権原）の剥奪や人が経済生活を送るうえで民主主義的権利の欠如にあるとした．人のよい生活は人のもつ潜在能力の拡大の実現にあるとした．Sen［1981=2000；1985=1988］．

6）機能とは，個人が活用できる資源活用能力（私的財，公共財，その他）の下で実現できるさまざまな……すること，できること，その状態をいう．人間に必要な住居や食糧，教育や医療などの機能から，民主的な社会のもとで良い政策を実現できるという手段としての意味も含まれる．福祉の多元的な構成要素である．機能の集合（束）が潜在能力（capabilities）である．Sen［1985=1988：5-8, 11-17, 21-49；1992=1999：59-75］．

7）well-beings（福祉）：個人が尊重されている状態．個人の自己実現や自己決定権が得られる状態．開発プロセスは人の能力に視点をおくことを機軸とし，人間らしい生活の保障があり，政治・社会参加などの民主的な人の自由に関する条件があり，自らの生き

　　方を自らコントロールできる，真の選択ができる人生を歩む，など人の重要な機能を拡
　　げることを可能とする生活を意味する．Sen［1985＝1988：11-17，91-93］．
8）福祉と開発を結びつける人間開発の意味は人間中心であり，人間の能力の促進を求
　　め，人の生活の実質的自由を拡大する意味が含まれる．それは人が選択できる生き方の
　　可能性を拡大すること，そのための基本的な生活能力を提供するという概念形成や指標
　　の選択には，アマルティア・センの不平等の分析や福祉評価と潜在能力（ケイパビリテ
　　ィ）などの広範囲の開発の概念が含まれる．
9）不平等調整済み人間開発指数（IHDI）：具体的には，国内に存在する不平等の深刻さ
　　に応じて，それぞれの側面の指数を割り引く．
10）ジェンダー不平等指数（GII）：値は，0（女性と男性が完全に平等な場合）-1（すべ
　　ての側面において，男女の一方が他方より不利な状況におかれている場合）の間の数字
　　で表される．リプロダクティブ・ヘルスの側面は妊産婦死亡率および15-19歳の女性
　　1000人当たりの出産数の2つの指数で，エンパワメントの側面は両性が立法府の議席に
　　占める割合および両性の中等・高等教育の達成度の2つの指数で，労働市場への参加の
　　側面は女性の就労率で測定する．GIIは，人間開発のこれらの側面がジェンダーの不平
　　等によってどの程度損なわれているかを浮き彫りにし，政策分析と権利擁護の主張のた
　　めの土台をなすデータを提供する目的で考案された．
11）多次元貧困指数（MPI）：人が同時にいくつの種類の貧困に直面しているかを明らか
　　にすることにより，多次元貧困の発生率とその強度の両方を映し出す．
12）人間開発高位グループおよび低位グループ：世界189カ国のうち，人間開発指数
　　（HDI）の最高位グループはノルウェー，スイス，アイルランドなど62カ国．高位グル
　　ープは54カ国，中位グループ37カ国，低位グループはニジェール，中央アフリカ，チャ
　　ドなど36カ国である．HDR［2019：38-40］．
13）拡張的能力：基本的能力を発展させ，質の高い医療や良質の教育，最新技術への実効
　　的なアクセス，未知の新たなショックへの抵抗力など，行為主体性があり価値あるもの
　　を実現する次世代型格差への取り組みを意味する．HDR［2019：16-19］．
14）HDR［2019：16-19］

第1章 ケイパビリティ・アプローチ

1-1 ケイパビリティ・アプローチとは[1]

　ケイパビリティ・アプローチは，社会における平等の理念とともに生まれた．提唱者であるアマルティア・セン（以下，A. セン）によれば，ある事柄の平等は，別の事柄において不平等をもたらしかねない．たとえば，私的所有権の保障された自由な市場制度の成熟は，個々人が能力や特性に応じて教育を受け，就労する機会の平等を促した．また，民主主義制度の普及は，個々人が公共的な活動に参加するさまざまな機会を用意した．総じて，戦後の福祉国家において，「機会の平等」が促進されてきたといって間違いではないだろう．けれども，その平等は，個々人が選ぼうと思えば選ぶことのできる選択肢の集合，つまり，「ケイパビリティの平等」とは異なるものであった．個々人の「ケイパビリティ」については，むしろ，不平等が拡大したおそれを否めない．

　A. センによれば，ある個人の「ケイパビリティ（潜在能力）」とは，本人が利用できる資源（私的財，公共財など）と本人の資源活用能力のもとで，実現できる「諸機能」の集合を指す．ここでいう機能とは，「移動する，コミュニケーションをする」などの行い（doings）や，「安全である，病から逃れられている」などのありよう（beings）を広く指す概念である．

　われわれは，手もちの資源の振り分け方や使い方を変化させることで，どの機能をどのくらい実現するかを変化させられる．しかし，本人の選択によって変化させることのできる諸機能の範囲には限界がある．その限界を示すものが個人の「ケイパビリティ」にほかならない．裏を返せば，ケイパビリティとは，本人の選択によって実際に変化させることのできる諸機能の集合を指す．ケイパビリティの平等を図ることは，形式的な機会の平等ではなく，実質的な

機会の平等に注目することだといえるだろう.

　ケイパビリティに注目することの利点は, 個人が現に達成している行いやありようではなく, むしろ個人がある行いやありようを実現していない理由の探求を助ける点にある. すなわち, それは本人がそれを選好していないからなのか, それともそれを選択することを外から阻まれているためなのか, あるいは, それを実現しようにも, 実現するための必要な手段 (資源) が不足しているためなのかを解明することを助ける. ケイパビリティに着目することは, 本人が自分の「生」(自分がいま実現しようと思えば実現できる生き方の範囲), あるいは支援・政策によるその変化をどのようにイメージしているのか, それとの関係で個人の選択を理解するうえで有用である.

　注記すれば, ケイパビリティ・アプローチは, 人の「生」の多様性に迫る点で, 「資源 (所得) アプローチ」とは区別される. それは, また, 本人がおかれている境遇をより客観的に捉える点で, 個人の主観的な幸福や満足に着目する「効用アプローチ」とも区別される.

1－2　ケイパビリティ・アプローチと開発研究

　人間開発報告書では, 基本的能力の達成と拡張的進化への前進が同時に求められるようになったが, いまだに教育や保健, 人並みの生活水準など基本的な人のケイパビリティを維持, 進展させることができない人々が残されている.

　A. センは, 人の自由を開発の目的および手段として捉え, 機能と潜在能力によってその内容を深めた. その役割に政治的自由, 社会的機会, 経済的便宜, 透明性の保証, 保護としての安全の保障をあげている[2]. そしてこれらに役立つ権利, 機会, 権原は開発プロセスの中で相互連関するとし, たとえば, 人は機会を与えられれば, 自らの運命に積極的に関与できるというものであり, 国家と社会はその人の潜在能力を強め, 守る役割があるとしている. すなわち人が「自由」に価値を認め, 自由は人が価値あると認める理由のある結果を達成する機会であるとし, 意思決定に関わる機会をどれほどもっているかを問題にしている. また, 人が価値ある機能を達成する自由を, 福祉の構成要素として評価し, すなわち自由とは, 人のもつさまざまな機能の中での選択肢であり, 個人の自由を反映した機能の集まりでもある.

　人の機能 (functionings) とは, ある人が何をしているのか, 何をなしうるか,

どういう状態で存在できるのか，という積極的な自由の概念に関わる価値を見出すことのできる客観的な情報である．たとえば，人の基本的な機能として，「適切な教育を受けている」「健康の知識がある」「栄養が摂れている」「予防可能な疾病にかからない，早死しない」「一定水準の所得を得ることができる」などであり，「権利や人権が保障されている」「政治的，経済的参加や地域社会への参加ができる」などである．さらに「自尊心をもっている」「自分の意見を述べる機会がある」などである．

　以上のように，人の複雑多岐にわたる達成可能な機能があげられるが，これらは人の基本的能力であるとともに，人の生活や生き方を豊かにする機能であり，これらの個人の自由を反映した機能の「束」を潜在能力と呼ぶ．この機能の束＝潜在能力の達成条件には民主的な社会が基盤になる．そして，これらの人の能力を増大させる手段をもち得ているか，どうかで人の生活を判断する．言い換えれば，物資や資金の量そのもので，人の生活を評価するのではなく，望ましい生活を送るために，物資や資金をどのように価値ある人の機能に変換させるのか，そして健康や知識，自尊心，地域社会への参加などの人の「能力を増大させる」手段をもち得ているかどうかで，人の生活を判断する．すなわち人が価値があると判断する，より広範囲な選択肢を行使できるかどうかの能力の可能性（自由の幅＝ケイパビリティ）を福祉（well-beings）の判断基準としている．

　とくに最低限の生活水準さえ満たされていない人々にとって，「人の基本的な機能」から「自由に意思決定できる」などの多様な人の機能まで明らかにすることでどのような機能が阻害されているかが浮き彫りになる．同時に人々にとって，それらの選択肢が開かれているかで自由度を吟味することができる．これらの自由（福祉的自由）を追究することを開発の目的および手段に取り込むことで人々の生活・福祉の評価を行うのである．

　A. センは，世界の多くの人々が抱える貧困問題に関して，「貧困」を単に経済的貧困にとどめるのではなく，人がどのような生活を送っているか，いかに生きていくのか，という立場から「貧困」を捉え直し，人の総合的な境遇に視点をおくことを重視した．すなわち人が自ら価値があると考えることや望ましい生き方を実現するためのさまざまな人の機能（行いやありよう）を重視し，人が価値ある生活を追究する選択能力（自由の幅＝ケイパビリティ）の可能性およびそれへのアクセスの阻害要因をも視野に入れることを示唆した．

　したがって，拡張的能力への進化とはいえ，これらの前進には，1人ひとりが自ら福祉（well-beings）を目指すために必要な個々人の機能の集合（以下，ケイパビリティ）の獲得と，それらを拡大する基本的な能力が必要であり，「持続可能な開発」の達成への鍵といえる．

　本書では，基本的なケイパビリティの享受が妨げられている場合の他，経済的，社会的なアクセスが妨げられている場合，さらに当該社会において最も不遇な状態におかれている場合において，人がどのような状況におかれ，選択肢のない状態を強いられているのか，もしくはどのような過程において，人が福祉（well-beings）の達成へ向かうことができるのか，人々の不利性を含めて多角的な視点から人の福祉の機能を評価，検討する．すなわち人々の必要な機能について評価するとともに，格差の要因を政治的，経済的，社会的要因や，その他の阻害要因も視野に入れ，ケイパビリティ・アプローチの実行可能性を検討する．

1-3　ケイパビリティ・アプローチは見え難くされている人々を顕在化する

　ケイパビリティ・アプローチは，望ましい人の生活や健康状態，生き方の選択肢を拡げるために必要な能力の不在要因に注目し，どのような人の機能が選択されるべきか，人の潜在能力概念を開発アプローチの目的および手段に取り込んでいく．そのため，困苦を強いられている人が基本的な機能を達成する自由を欠いているということを客観的，直接的に説明するものである．

　「これまで不平等を取り扱う厚生経済学は人の多様性を見落としてきた．すべての人々が同じであり，人々の中では潜在的な最大値が同じであるという傾向にあった．しかし，固定化した不平等が存在するときには限界がある．極貧や土地をもたない人，昼夜なく働いている状態，抑圧と隷従に慣れその運命に妥協している状態，こうした状況にある人はそれぞれの苦境に甘受するようになりがちである．彼らの窮状は平穏無事に生き延びるための必要な忍耐力によって覆い隠され，効用のものさしにその姿を現さない．すなわち当事者はいつまでも嘆き悲しんでいるわけにはいかないので，逆境とうまく付き合うようになる．状況を変えようと思う動機すら欠いてしまう．わずかな喜びに満足を覚え，それほど悪くないと考えるかもしれない．たとえ栄養が不十分であって

も，まずまずの衣服を着て最低限の教育を受けることができなくとも個人の快楽と苦痛を合計，マイナスしてみても，それほど悪い生活に思えないかもしれない」[5]．すなわち，われわれが痛みを覚えるのは実現可能性や現実的な見通しをどう考えるかによって影響される．実際に獲得するもの，無理なくできるものに対して示す反応は往々にして現実的な妥協を含んでいる．苦難に慣れている者は，それを甘受するようになりがちで，彼らの窮状は忍耐力に覆い隠されているかもしれない．そのため，平均指標や数量的成果のみに焦点をあてるのではなく，また，主観的な幸福や満足に着目するのでもなく，その人がどのような状態（beings）であるのか，その人の行為や，どんな人生を歩いているのか（doings）に焦点をあてることである．そして自らが選ぶことのできるwell-beingsを目指し，何を行い得，何になり得るのか（becomings）の機能に関わることである．

　不平等を伴う多くのケースでは，とくに客観的な状況に注目することが必要である[6]．すなわち，当人が窮状を訴えていなくても，第三者に窮状が見えているならば，現状の分析を行う[7]．そのため「当人が発言したり，参加する自由に関心をもたないとしても，それに関して選択のない状態に留めおかれているならば，自由の剥奪であると言わねばならない[8]」．これらの多くは極貧状態にある人々，発言や意思決定を表出し難い状況におかれている人々，女性や子ども，高齢者や障がい者，社会的差別や周辺化されている人々，難民や移民，少数民族やマイノリティ（民族，言語，宗教）の人々[9]，天然資源の乏しい国の人々など，さまざまな福祉（well-beings）の機能の獲得に高い障壁をもっている人々である．

注
　1）本節は帝京大学の後藤玲子先生に寄稿いただいた．ここに記して御礼申し上げる．
　2）Sen［1999a=2000：3-9］．
　3）積極的自由：エージェンシー（agency）と言い換えることができる．人の善さの考えに沿って，人が何ができるのかを評価するうえで人が重要とみなす目標や価値を追究する自由をいう．人が主体的，能動的に行動する行為主体的自由．Sen［1992=1999：85，88，90，102-103，112］．
　4）財の客観的特性を用いて人が（主体的に）達成する機能や財の利用によって，財を望ましい機能に転換できる能力を重視する．人が享受する主観的満足と効用との間（財—特性—機能—効用）のプロセスに注目する．栄養失調の原因を，所得や購買力不足とす

るのではなく，生存に不可欠な社会的経済的アクセスの有無や全体の所得分配の不平
等，その他の要素（機能）に注目する．Sen［1992=1999：47-52, 59-62］.

5）Sen［1985=1988：35-38；1992=1999：77-78, 189-191］.
　これまで伝統的に用いられていた不平等研究の分類は経済的階級に基づくものであっ
た．人間の多様性を重視する場合，むしろ人が希望する望ましい生活を営む自由へと変
換する能力に注目する．

6）公平性とは，アメリカの哲学者ジョン・ロールズの思想に多くを負っている．人々が
無知のヴェールを覆った状況，すなわち自分が社会でいかなる地位を占めるかを知らな
いと仮定した状況で賛同する状態のことである．ロールズの正義論は基本的な自由と手
続きの正義を尊重し，不平等の存在がすべての人に利益を生み出すと判断することが理
に適う場合に限って不平等を容認できるとした．Sen［1997=2000：219-223］, Rawls
［1971=1979］.

7）The World Bank［2000］の『貧しい人々の声』には，「貧困とは何ですか？と私に
聞かないでください，あなたは私の家の前にいるのですから」という一文がある．

8）Sen［1999a=2000：39］.

9）マイノリティの権利を優先すれば主流社会の人々に制限を課すことになるかもしれな
い．しかし権利の存在がマイノリティの成員以外の者に要求する犠牲は，そのような権
利がない場合にマイノリティの成員が直面するはずの犠牲に比べればはるかに小さい．
Kymlicka［1995=1998：164］.

第2章 プライマリ・ヘルスケアと ケイパビリティ・アプローチ

　ケイパビリティ・アプローチの概念は，プライマリ・ヘルスケアやヘルスプロモーションの概念と合致する点がある．結果よりもプロセス重視，ボトムアップ，多分野との包括的連携，社会的弱者のエンパワメントなどの視点である．プライマリ・ヘルスケアは具体的な 8 つの基本活動を挙げているが，ケイパビリティ・アプローチは具体的な実践方法は挙げていない．むしろ，開発の目的および手段として，基本的な生存の保障から個人の主体的な生き方を支えるさまざまな人の機能（行いやありよう）を追究する福祉的自由（well-beings freedom）を目指すことを示唆している．そこでは，個人がある行いやありようを達成している行いやありようではなく，むしろそれらを実現していない理由の探求を助けるものである．全般的な自由ではなく，不利益を被るリスクに焦点をあてる．また，本人が窮状を訴えていなくても，第三者に窮状が見えているならば，また，それに関して選択のない状態に留めおかれているならば，要因を含めて検討されなければならない．すなわち最も不遇な状況にある人々へ焦点をあてることであり，政治的，経済的，社会的，文化的自由への能力を最も必要とする人々を対象としている．したがって，さまざまな分野の充足状態と人々の能力を関連させながら，能力を発揮できない要因を明らかにし，国全体から個別の人々の困窮状態まで総合的に社会資源や制度政策の充足状態を明らかにする．人の生存や生活に直結する基本的ニーズの達成に影響を与える政治・経済・社会・文化的条件をはじめ，ジェンダー，歴史や地域コミュニティのあり方を問題の要因に関連付けて人の能力を検討する．有効な医療・福祉サービスを受ける機会へのアクセスや公平な経済的，社会的アクセスの機会について分析することはケイパビリティ・アプローチの重要な視点である．

　人々の健康問題は，国家の保健予算の少なさ（軍事予算が保健や教育よりも大きく占める場合がある），社会システム，医療職者の思想や倫理観，文化・慣習な

どにも影響を受ける．重要なことは子どもの悲劇や，女性の現実がその社会，地域にどう受け止められているかである．本人が生きたいと考える価値とは別に，人の健康問題を社会や国家がどのように受け入れ，起こりうる予測に対してサポート体制を作っているかである．親が家計を心配しなければならない状態での医療の享受は子どもの生存，生命の質を最も脆弱にしてしまう．生命に直接的に影響する人のさまざまな能力の欠乏，たとえば有効な公的制度の不足，経済的機会の不足，情報不足，不適切な住居，不完全な飲食物，低栄養，衛生設備の未整備，さらに社会的差別などは，福祉（well-beings）の機能（すること，なすこと）に制約を課すのみならず，生命そのものへの脅威となる．

　したがって，女性や子どもの発達が考慮されず社会環境や地域内のサポートが不足していたり，自らの福祉を追究する能力がないことをケイパビリティの欠乏と捉えるならば，機能の転換能力に関わる因子について議論されなければならない．誰もが価値があると考える機能については，人の生命と健康を維持する福祉（well-beings）へ転換する人の能力をどのように開発するのかを検討していかねばならない．

　以上のように，ケイパビリティ・アプローチは，個人の福祉の評価と社会や政策システムも反映されることから，さまざまな分野で包括的かつ実践的な開発アプローチとして構築する意義は大きい．

2 - 1　プライマリ・ヘルスケアとwell-beings

1）健康は社会的目標であり，公平性が不可欠である

　1978年，ソビエト（現ロシア）のアルマ・アタでユニセフとWHOの共催で宣言されたプライマリ・ヘルスケア（PHC；Primary Health Care）は，"Health For All by the Year 2000"（西暦2000年までにすべての人々へ健康を）をスローガンに「健康が基本的人権であり，社会的目標であることや先進国と途上国の格差を容認しないこと，住民参加の権利と義務をあげPHCの実現に向けて行動することであった．それは単に保健サービスを提供するだけでなく，健康問題の根底にある政治的，経済的，社会的問題の解決をも有していた．そのために人々の参加と自己決定を促すことが不可欠であるとともに，国家の予算や国際的な保健資源は公平に分配されなければならず，その遂行は政府や地域社会の指導者たちからの公的な支援を必要とし，とくに大多数の最低限のものさえ満たさ

れていない人々への福祉や医療サービスの提供に力が注がれるべきというもの
であった．そのためPHCは社会的正義に則るものであり，人々が自ら保健医
療の立案と実施に参加する権利と義務を要するべきものである」とした．すな
わち人の健康の達成には住民の自助努力だけでなく，政治経済の安定や公平性
が不可欠であること，保健上の問題を克服するためには，基本的な衛生や母子
保健政策，感染症対策などを含めた社会環境に関わる政策など，総合的な社会
変化を巻き込んだアプローチが必要であることを提起した．

　発展させていく手段としては，人の健康が個人の資質や社会の多様な資源に
よって支えられるべく，自らの意思でコントロールできる人の自由度（ケイパ
ビリティ）を拡げることである．そのため健康に必要な食糧や住居，雇用，教
育，保健医療などの基本的ニーズを充足するには，自らの権利を行使できる手
段として，法的・制度的な公的扶助が必要である．また，人の健康は自らの健
康状態を積極的に構築することのできる社会的・経済的機会や医療制度などの
公的条件に影響を受けている．それらの自由の可能性とも関連させ，望ましい
健康状態とはどのようなことかを検討することが必要である．

2−2　ヘルスプロモーションとwell-beings

1）健康は人の福祉（well-beings）まで影響をおよぼす

　1986年，オタワで開かれたヘルスプロモーションの国際会議では，身体的，
精神的，社会的に健全な健康状態を達成するためには，人が自己の望みを明確
にし，それに対処していくことであるとした．したがって，「健康とは身体的
能力の向上を意味するだけでなく，健康をめざすための個人的な資源をもつ能
力を必要とする．ヘルスプロモーションは保健医療職に委ねられる責務という
より，むしろ健康的なライフサイクルを超えて，人の福祉 "well-beings" ま
で影響をおよぼすもの」と捉えられた．前提条件には，平和，住居，教育，食
糧，収入，安定した生態系，生存のための諸資源，社会的正義と公正があげら
れ，健康は社会，経済，個人の発展のための重要な資源であり，生活の質の重
要な要素であるとした．それゆえに政治，経済，社会，文化，環境などの諸要
因は健康を促進させるとともに，逆に有害なものにもなりうる．そのために
「能力の付与として健康の公正さに重点を置き，健康の格差を減少させ，すべ
ての人々が自らケイパビリティを十分に発揮できるような能力を付与するため

の平等な機会と資源を確保する必要性」があげられた．言い換えれば，人が自らの健康を決定する機会を得，資源をコントロールできなければ自らのケイパビリティを発揮できなくなる．したがって，資源を等しく確保する機会が必要であり，その調停（mediate）として，人々への支援と実行において，政府や保健医療部門，社会，経済，福祉，NGOなどの多様な部門を不可欠とする．さらに社会的，経済的，文化的システムの相違を考慮し，地域的ニーズや国と地方の可能性に適応させる役割もある．そのため政策決定者の検討課題に重点を置き，公共政策として確保することの必要性を提起している．

2）人を社会的存在として捉える

　1997年，WHOヘルスプロモーション会議でのジャカルタ宣言では，「健康開発の活動の場（地域や職場など）での持続には人々の参加が不可欠であり，人々がヘルスプロモーションの行動や意思決定のプロセスの中心に在ること，そして健康学習や健康認識面でのスキル，意欲，能力などがその参加や人々のコミュニティのエンパワメント（選択する権利）を得るのに不可欠である[4]」とした．健康とは，健康段階（障がいの度合や余命度）や疾病の種類を問う意味での健康状態を指すのみならず，社会的存在としての健康を含んでいる．人々の健康現象の背後には，国家の保健政策，経済や社会構造，文化・習慣，コミュニティのあり方などが関連し，影響を受けている．逆に社会的，経済的条件は不健康をもたらす原因としての重要性も有している．そのため個人の行動の背景にまで不健康の要因を探り，ケイパビリティを阻害するさまざまな要因を見極めなければならない．同時にそれらの剥奪状況については詳細な分析・評価を行うことが健康問題の解決を考えるうえで重要である．したがって，不健康な状態を引き起こしている原因を人の機能の剥奪状態を含めて分析することが必要で，とくに保健問題の解決策においては，重要な役割を果たす．そのため公正な社会の仕組みや基本的人権について検討が必要である．

3）健康の維持促進には福祉的環境が必要である

　人の福祉（well-beings）を可能にするための自由は，人の身体面，精神面の健康に留まらず，それを高める社会的・経済的・文化的条件が安定した状態でなければならない．その人の健康状態に影響する政治，経済，社会，文化的諸条件，すなわち福祉的環境に注目し，健康もしくは不健康をもたらす要因につ

いて，差別や社会的疎外，格差や不平等の改善をも含めた人の機能を健康の概念に含めなければならない．逆にそれらの環境が不十分であると良好な健康状態を達成することは困難である．その場合，どのような生活を送っているのか，健康へのアクセスの障がいになっているものは何か，社会的，経済的環境はどうか，どのような健康状態を望んでいるのか，自らの生き方やありようを選択できる機会をもっているか，など人の生活のあらゆる機能を評価し，生活の根底から人の健康状態を評価することが必要になる．

　したがって，人の福祉（well-beings）に対する人の機能の捉え方は，人が疾病や障がいをもっていない状態だけではなく，生活している人の健康を維持・促進することであり，人が自ら望む生き方や人間らしい生活を送ることができるかどうかの自由度を問うのである．自由とは，本人が価値あると認める理由のある機能を達成する機会であるとともに，意思決定（選択肢）に関わる機会をどれほどもっているかを問題にしている．それらの達成に向けて人が自ら選択できる「積極的自由」をどのくらいもちえているのか，もしくはその自由がどのように欠乏しているのかを客観的事実に基づいて評価することが重要である．

2－3　アルマ・アタ宣言以降

　「すべての人々へ健康を！」の宣言後も，とくに子どもの健康は危機に晒され続け，早死や低栄養の原因を追究することは後回しにされてきた．子どもの死は大人の決定権や指示に左右されやすく，しかも母親が選択肢のない生活を送っていると子どもの生命を護る努力は一層困難になる．

　予防可能な疾病で亡くなる多くの子どものうち，1人の子どもの〈固有〉の悲劇は，子どもとその家族にとって重大な出来事である．子どもは下痢症，脱水や栄養失調，不衛生な生活環境，安全な飲料水の不足などに因る予防可能な疾病にかかることが多いが，原因はそれだけではない．

　「南米のパラグアイ国のある農村の病院での出来事である．いつも病院の庭の芝刈りに父親と来ていたMちゃんがある日入院してきた．最近来ないな，と思っていた矢先だった．顔や身体が風船のように腫れあがっている．5歳の遊び盛りの幼児なのに，父親の仕事を手伝う大人ぶったMちゃんだった．しかし，きょうはいつもと違う．医師は手がつけられないと言い，家族に早急に町

の病院へ行くことを勧めた。Mちゃんに"身体の具合はどうですか？"と聞く
と，"Muy bien！"（とてもいいよ！）いつもの笑顔が返った。医師の勧める町の
病院とは公立病院である。途上国の国公立病院は低額（もしくは無料）でかかれ
るが，治療環境が十分ではなく，適切な治療は期待し難い。腎炎末期のMちゃ
んの生命を救うには，環境の整った私立病院に行くのが適切である。

　翌々日，村の教会に農業用のトラックが止まっていた。急いで行ってみる
と，荷台に置かれた小さな棺の中でMちゃんは眠っていた。小さな生命は何も
訴えることなく短い生涯を閉じていた。母親は気が狂ったように泣き叫び，父
親は立ち尽くしていた[5]」。

　早く病院へ行けばよかったこと，子どもの命を救えなかったこと，子どもを
労働力にせざるを得なかったことに母は混乱し，子どもの急死を受け入れられ
なかった。日常的に絶望的な貧困と向き合う両親の窮状は他者には知る由もな
いが，Mちゃんの死は数々の原因の結果であることは明らかである。死に至っ
た原因をどこに求めればよいのだろうか。死因は「腎炎」であるが，しかし，
医学的要因よりむしろ背後にあるきわめて重要な問題，経済的な要因や社会的
な要因に着目すべきだろう。Mちゃんの家族は死を回避するためのさまざまな
《生命》の保護の機会とそのための資源や能力（手段）をもち得ていなかった。
家族に土地はなく，わずかな食料を得るために父親は最低賃金のもとで長時間
働かなければならなかった。絶え間ない肉体労働による苦痛と，誰かに子ども
の生命の選択を任せ，それに依存する精神的苦痛を強いられた。そして限られ
た資金を子どものために使うのか，家族の食料に使うのか，といった選択にも
迫られた。

　5歳のMちゃんの生命は，Mちゃんの望みとは別に，両親のわずかな選択肢
によって，Mちゃんのケイパビリティを最も小さくした。多くの貧困層は常に
生活苦と子どもの生命のリスク状態を抱えている。同時に有効な情報が不足
し，社会的サポートの欠乏もあり，子どもの死を避けられない。困窮者への対
策，移動手段の欠如，よほど重症にならないと病院にかからないという認識不
足もある。子どもの悲劇は至るところにあり，多くは母親や家族の忍耐によっ
て覆い隠されている。人間開発中位国以下の国では，とくに貧困者に対する適
切な医療サービスの選択肢は乏しく，女性，子ども，老齢者の人々にがまんを
強いている。治療すべき疾患を放置していることもあるが，長期間困窮生活を
続けてきた家族員の心理的ディスエンパワメント（非力化）もある。「われわれ

が痛みを覚えるのは実現可能性や現実的な見通しをどう考えるかによって影響される．実際に獲得するもの，無理なくできるものに対して示す心理的な反応は，往々にして厳しい現実的な妥協を含んでいる」[6]のである．Mちゃんの死は，家族にどのような影響をもたらすだろうか．母にとっては納得のできない出来事であり，われわれにとっては後回しにしてはならない出来事である．そして今なお，これらは世界のどこかの地域，どこかの家庭で起きている．

　十分な治療手段の整わない国では，治療よりもまずは予防可能な疾病にかからないための予防対策，病気にかかったときは，質のよいヘルスサービスへのアクセスが確保されるなど，生命の選択プロセスにおいて，健康と福祉サービスの活用ができる対策とその体制を整えることが急務である．

注

1 ）WHO［1978］.
2 ）Werner and Sanders［1997=1998：80-83］.
3 ）WHO［1986］.
4 ）Wikipedia "Jakarta Declaration"〈https://en.wikipedia.org/wiki/Jakarta_Declaration〉
5 ）JOCV看護職ネットワーク編［2003：61-62］.
6 ）Sen［1985=1988：35-38］.

第3章　21世紀の人間開発の課題
―世界の健康格差―

3-1　子どもの健康は誕生の地に始まる

　2019年の人間開発指標（HDI）の189カ国のランキングでは，ノルウェー，スイス，アイルランド，オーストラリア，ドイツなどが上位を占め，人間開発最高位国および高位国は116カ国である．中位国および低位国はベトナム，グアテマラ，インド，中央アフリカ共和国，ニジェール，チャドなど73カ国である．

　アイルランドは最高位国の3位であり，2001年から2019年の間に15も順位をあげた．妊婦の有給休暇は6カ月，生後6カ月までの乳児ケアは無料で公的医療が行き届いている．一方，最低位国は南アジアや中米の一部，多くはアフリカ諸国，中でも西アフリカに位置する国々があげられる．シリア系アラブ国154番目，イエメン177番目などの紛争国は大きく下落している．

　「格差，それを示す証拠はどこにでもある．それに対する不安も同じことだ．全世界の人々が政治的信念に関係なく，自国の所得格差を縮小すべきだと考えている．しかし，人間開発の格差は，それよりもさらに根深い．2000年に生まれた子どもが2人いて，1人は人間開発最高位グループの国で暮らし，もう1人は人間開発低位グループの国で暮らしているとする．現時点で1人目の子どもは高等教育に進んでいる可能性が50％を超える．人間開発高位グループに属する国では，20歳以上の人口の過半数が高等教育を受けているからだ．一方，人間開発低位グループの国で生まれた子どもは生きている可能性さえ低い．なぜなら人間開発低位グループの国で生まれた子どもの約17％は，20歳になる前に生命を失っているからだ．この2人は自分ではどうすることもできない状況にあり，すでに異なる不平等な後戻りすることができない公算が高い道を進んでいる．これらは先進国，途上国を問わず，国内でも見られる．一部の先進国

では，所得分布の最上位1％にいる国民と，最下位1％にいる国民の間で，40歳時点の平均余命が男性につき15年，女性につき10年も差があるといわれる．格差は不公正な世界を反映しているわけではない．新技術の普及など，避けられないと考えられるものもある．しかし，こうした不平等な結果が報われるべき努力や才能，起業家的なリスクテイキング（危険覚悟）とはほとんど関係のない場合には，人々の公平感を害し，人間としての尊厳を傷つけるおそれがある．このような人間開発格差は，社会を損ない，社会的一体性と人々の政府や制度，お互いに対する信頼を低下させる」ことになる．

　HDR［2019］では，格差を越える3つの枠組みが示されている．「所得を越えて」では，良好な健康状態や教育水準，人としての尊厳があり尊重されているか，不利な立場におかれていないか，親による誕生の運になっていないか，などに注意を向ける．「平均を越えて」では，格差の議論は単純化され論じられやすい．不完全なデータに依存していないか，単なる平均値にとどまる見方ではなく，異なる場所や次元に視野を拡げ，平均値が重要ではなく，そこへ届かない人々へ視野を拡げているか，の発展した方向をとるとし，「現在を越えて」では，その先を見なければならないとしている．

3－2　国内間格差を縮める公政策

　国家間の格差と同じように国内間の格差も注目すべきである．貧困層と富裕層，都市と農村，ジェンダー差，地域格差など，住んでいる場所，地域によって平等な機会が与えられていない場合がある．さらに平均指標に表れ難い移民，民族差別，偏見が蔓延していれば，これらの不平等は不当である．社会的な不安定要因となりやすいため，これらを克服することが開発目標への効果的な道程とされる．格差と不平等は何層にも絡み合っており，その人が生涯逃れられないような不利益を生み出すため，容易に解決できない場合も少なくない．

　しかし，人間開発の役割は，さまざまな機会の不平等な分配状況を緩和することである．最も影響力があり，可能性を見出せる機会は，国の公共政策の推進であろう．優先順位が高く本質的な意味をもっているからである．公共サービスは貧困層にとって身近に入手あるいは利用しやすいものであり，差別なく，経済的負担を伴うことも少ない．とくに保健や教育は人の基本的なケイパ

ビリティを前進させる鍵であり，人の豊かな生活を保障する基盤となる．平等
で質の高い公教育の機会は，社会変化や経済的機会の創出への貢献や，人々が
政治的発言力や社会的構造に影響を与えている障がいについて，悪循環を断ち
切る可能性を開くことにつながる．

3－3　人間の基本的能力

1）健康とは

　人間開発の重要な能力とは，長寿で健康な生活を送ること，教育を受けるこ
と，人並みの生活水準を得ることである．とくに「健康生活」は，人間の基本
的能力であるとともに，人の選択肢を拡げていくプロセスの原動力となるもの
である．さらに，「健康は基本的人権であり，社会的目標であり，公平性が不
可欠である」（アルマ・アタ宣言，1978年）．「健康の維持増進には，福祉的環境が
必要であり，それを可能にする状態は，人の身体面，精神面そのものの健康に
とどまらず，それを高める社会的，経済的，文化的条件が安定した状態でなけ
ればならない」（オタワ憲章，1986年）．すなわち，個人の健康改善に限定するの
ではなく，生活や社会環境の改善をも含む内容である．また，「人々が自らの
健康とその決定要因をコントロールし，改善できるようにするプロセスであ
る」（バンコク憲章，2005年）．
　これらの宣言は，人権，教育，ジェンダー平等やすべてのライフサイクルに
ある人々の人間らしい生活水準への権利であり，普遍的なものである．そのた
め，本書では，人の健康状態に影響する政治，経済，社会，文化的諸条件，言
い換えれば福祉的環境に着目し，健康もしくは不健康をもたらす要因や不平等
の改善をも含めた人の基本的な機能（functionings）を健康の概念に含める．同
時にそれらのプロセスには人々が自ら参加することが重要である．
　昨今，地球規模の感染症をはじめ，われわれはさまざまな「生命」の課題に
直面しており，人々の暮らしや未来の人々の健康をも視野に入れたアプローチ
が必要になっている．そのため，世界的，国際的視野から人々の健康の現状を
理解し，そのうえで何が起きているのか，なぜ起きているのか，どのように引
き起こされたのか，そこに住む人々はどんな人々なのか，その社会はどのよう
な社会なのか，などさまざまな諸要因を追究することが必要である．それらが
人々の健康問題の解決への一歩であり，健康や生命についての議論を加速する

ことにつながる.

2）世界の人口動態と地域特性

　世界の人口は77億9500万人であり，WHOが発表した2020年版の世界保健統計（World Health Statistics）によると，人口が最も多い国は中国で14億3565万人，2位はインドで13億5264万人である．人口が10億人を超えている国は中国とインドのみで，両国とも前回の統計より若干増加している．ランキング上位10カ国を見ると，日本を含めアジア地域の国が6カ国もランクインしている．人口が1億人を越えている国は13位のフィリピンまで13カ国ある．

　先進国では人口が安定化しつつあるが，いくつかの国々ではいまだ増加しつつある．人口増加率の高い国（2018-2030年）は，アンゴラ 3.1%，コンゴおよび赤道ギニア 3.0%，マリ 2.9%，モザンビーク 2.8%などのアフリカ諸国である［UNICEF 2019］．急激な人口増加は環境への影響やエネルギー問題などさまざまな消費レベルの課題を引き起こすとともに，環境劣化や水質汚染など生態系に影響を与える．そのため，各国の協調，連帯が一層必要である．

　一方，世界人口増加の中で，今なお毎日約1万5000人の5歳未満児が生命を落としている．UNICEF「世界子供白書2019」では，アフガニスタンやパキスタン，アフリカ諸国では，子どもや女性の生命が危機にあることを示している．その背景には人々の健康格差や経済格差が著明にみられる．

　また，農村の人々の移動や移民など都市集中化の波は，都市スラム化の要因となっており，人々の安全な住居，衛生設備や飲食物の確保を困難にしている．生活水準が低いと子どもを労働力にしたり，女性に教育が行き届かず，早婚や高い乳幼児死亡率につながったりする．児童労働を子ども全体の比率からみると，ベナン 41%，ブルキナファソ 42%，中央アフリカ共和国 30%，エチオピア 49%，ギニアビサウ 36%，マリ 37%，ニジェール 34%，シエラレオネ 39%などのアフリカ諸国が多い．中米ではハイチ 36%である［UNICEF 2019, 統計：2010-2018］．これらの国では，経済水準のみならず医療や教育水準の低さ，紛争，植民地の歴史，多民族多言語国家などの特徴がみられる．また，国によっては人種差別や偏見，文化的価値観により，マイノリティや弱者の死亡を促すことになる．

　人間開発高位国と低位国の明確な人口動態について，とくに人間開発最高位国では，子どもや若者より高齢者が増加する逆三角形のピラミッド型の傾向に

表3-1　人間開発指標（2016-2018年）

人間開発指標最高位国～最低位国一部	HDI順位	寿命（歳）	平均就学年数（年）	GNI per capita（＄）	5歳未満児死亡率（1000対）	5歳未満児低栄養率（％）	60歳以上（％）
ノルウェー	1	82.3	12.6	68,059	2.6	—	0.9
スイス	2	83.6	13.4	59,375	4.1	—	1.6
アイルランド	3	82.1	12.5	55,660	3.6	—	0.7
ドイツ	4	81.2	14.1	46,946	3.8	—	17.6
日本	19	84.5	12.8	40,799	2.7	7.1	34.0
スリランカ	71	76.8	11.1	11,611	9.4	17.3	12.4
バングラデシュ	135	72.3	6.1	4,057	34.2	36.2	8.4
ハイチ	169	63.7	5.4	1,665	67.0	22.0	0.5
シエラレオネ	181	54.3	3.6	1,381	113.5	37.8	0.2
中央アフリカ	188	52.8	4.3	777	123.6	40.7	0.2
ニジェール	189	60.4	2.0	912	91.3	42.2	0.5

出所）HDR [2018].

ある．先進国の平均寿命は延伸し80歳代で，高齢化率が20-30％におよんでいるからである．一方，低位国の場合は子の出生数が多く，15-60歳の生産年齢人口がきわめて高く，正規のピラミッド型である．平均寿命が50-60歳代に留められている国もあり，高齢化率も1桁台である（表3-1）．

　しかし，人間開発中位国はゆっくりとした歩みであるが，先進国型（壺型から逆三角形）に移行しつつある．ゆえに悪性新生物をはじめ糖尿病や循環器系疾患などの生活習慣病への対応や医療福祉政策に新たな取り組みを必要としている．

3）女性と子どもの重層的健康課題
（1）女性のライフサイクルとケイパビリティ

　女性の生涯は変化に富み，出生，就学，就労，結婚，家事，養育など，ライフステージが男性に比べ多様であるとともに，生活のあらゆる空間のいたるところで，深刻な問題，困難な課題に直面していることが多い．働く女性が増える中，女性たちは子どもの健康や就学，自身の職場の労働システム，家族条件に影響を受けることが多いにもかかわらず，女性の問題は複雑かつ見え難く，解決を長引かせていることもある．つまり，女性が抱えるさまざまな課題は表に現れ難いことも特徴的である．とくに長い間，心理的ディスエンパワメント（非力化）の状態におかれた女性はそうである．

　近年，女性の就学率は進展しつつあるが，所得や中等教育修了レベルは男性

に比べるといまだに3-5％低い．女性と男性の生活についても大きな違いが
ある．労働力化率（労働市場に流入している人口）において，女性は男性に比べ
10-15％低い．南アジアでは男性の1／2である［UNICEF 2019］．女性の議員席
についても，さまざまな地域で低く抑えられている．OECD諸国の20-30％に
比べると，アジアやアフリカ諸国では1桁-10％台である．日本も低い（表3-2）．

　子を生み，育てる女性にとって，乳幼児死亡，妊産婦死亡などの重い現実と
向き合うことも多い．そのため女性への支援は社会に十分備わっている必要が
あるが，女性の育児支援や労働条件，業務内容の整備は十分に果たされていな
い．また，職業の男女格差，家事分担における女性の労働の重さと役割の大き
さ，さらに社会的意思決定への参加，政治的自由への参加などは，国によっ
て，文化によって，コミュニティによって，女性のwell-beingsを目指すため
に必要な自由の幅（ケイパビリティ）の拡大にはいまだ高い障壁がある．

　また，宗教的・文化的価値観に強く影響を受ける地域に住む女性は，家族計
画について自由な意思表示をすることが乏しく，避妊具の使用を妨げられ，大
家族制の文化により支配されていることもある．とくに南アジアの国々では家
庭内においても女性は，教育，栄養配分や意思決定などにおいて，後回しにさ
れていることが多い．母子保健の成功国といわれるスリランカにおいても，農
園地域の女性は一家の稼ぎ手であるにもかかわらず，給与の受け取りや家計コ
ントロールは夫や義母に担われwell-beingsを目指すために必要な自由な意思
表明をする機会が奪われている．女性は発言力が弱く，ディスエンパワメント
の状態におかれやすいため，社会・経済的，文化的自由において脆弱な立場に
おかれている．

　世界のさまざまな地域においても女性は自らの意思を表明し，生存，生活す
ることの権利を自由に行使できずにいる．家庭内，地域社会，伝統的慣習の中
で2重，3重の苦難を背負っている．国際協力の視点からは，草の根の人々の
地道な活動に期待するところが多い．教育の機会の平等，女性の経済的自立に
関する課題に対し，人間の基本的な能力を高めるための多様な取り組みが必要
である．

Column 1　インド・農村の思春期の女性たち

　インド共和国（以下，インド）は近年目覚しい経済成長を遂げている．しかし，
農村社会に一歩足を踏み入れると，都市と農村の経済格差の大きさと生活の違い

に直面する．インドの女性の健康や教育水準は途上国の中でも低く，政治や社会参加は容易ではない．国連開発計画［UNDP 2019］によると，インドのジェンダー不平等指数（GII）は189カ国中129位で，改善が進んでいない．

　とくに農村では男女格差の問題が深刻である．女性は男性に比べ，教育や生活水準のみならず，文化習慣からも不平等な立場におかれている．その1つであるダウリー制度（女性側の結婚持参金）はいまだに大きな課題である．伝統文化は簡単に変えられるものではないが，農村の女性の社会的，経済的，文化的不平等は早急に改善されなければならない．

　筆者は2011年JICAの《草の根技術協力事業》「インド北部における思春期女性の自立支援プロジェクト」に参加した．伝統文化や慣習が色濃く残る農村地域の思春期の女性が，将来妻（母）として生きてゆくために必要な力をつける取り組みである．思春期女性が健康，栄養，衛生，リプロダクティブ・ヘルス／ライツ（性と生殖に関する健康と権利）に関する知識をもち，生活改善普及員として自立的にコミュニティの活動を推進していく目的である．しかし，そこで直面したのは，女性たちの抱える生活，文化，教育，性差別などの多くの課題である．

　本プロジェクト地であるイッタラーカンド州（当時人口1012万人）はインド北部ガンジス河域にあり，自給的農業以外の就労手段はなく，域外への出稼ぎ就労が行われている貧しい農村であった．当地域の女性たちは，農作業，薪拾いや家事，家畜の世話など，過酷な労働を強いられ，学校を退学せざるを得ないこともあった．また，ダウリーの習慣が根強く残り，さらに早婚の習慣が加わると，思春期女性の心身の発達を阻害しかねない状況であった．思春期（8-18歳位）はセクシュアリティにおいて大きな変化があり，精神も不安定な時期である．「男子」の方が「女子」よりも優位であるという社会通念に性差別という自分ではどうしようもできない運命が加わると，彼女らの心身への影響は計り知れない．中でもヒマラヤ山麓に位置する情報網が乏しい村落で，唯一人の成長を支える義務教育さえ享受できていないとすれば，彼女らの人としての発達は停滞してしまう．思春期は第2次性徴によってエネルギーや栄養素の必要量が増してくる時期であるが，食事回数が1日2回以下という事例も多くみられた．本プロジェクトに参加した女性63人に（平均年齢17.4歳）ヘルスチェックを行うと，やせ，貧血，齲歯，甲状腺機能亢進症のような症状がみられ，うち59人が頭痛，発熱，動悸，腹痛，不整脈，倦怠感，手のしびれ，不眠など多様な症状を訴えていた．衛生設備の不備による寄生虫・感染症の関連性も考えられた．思春期女性の不健康は，成人期

においても持続し，さらに妊娠時の胎児や次世代の健康に悪影響をおよぼすリスクがある．

　2017年本地域での調査では，15-49歳の生殖期年齢の女性の半数以上（51%）が貧血で，2016年の48%と比べて増えていた．

　インドの女性の貧血は，世界でも多いことがインド西部のIIHMR大学の調査でわかっている．都市部よりも農村部で多いが，若年女子や妊産婦の微量栄養素の不足も放置されがちである．とくに貧しい農村では女子は小さい頃から弟妹の世話をし，母親を手伝いよく働くが，栄養の家庭内分配の最後になっている．

　筆者は彼女らのさまざまな不利益の大きさを目にしたが，女性の経済的自立の取り組みとともに，１人の人間としての彼女らを認める社会的基盤が必要ではないだろうか．国際協力という大きな波の中で，真の女性自立を啓蒙していく国際援助，すなわちこれらの課題に関心をもつ人材育成と人々の智恵と支援を求めてやまない．

（奥川ゆかり　椙山女学園大学）

（2）母子保健のアクセスの不平等

　いくつかの地域では，思春期の結婚，出産が行われ，女性を傷つけてしまっている．南アジアやアフリカ諸国では，女性の１-２割が18回目の誕生日を迎えるまでに結婚している（表3-2）．10歳代の結婚は若い母親となり，貧困や不平等に晒されやすく，周産期死亡や乳児死亡の確率も高いため，本来避けることが望ましい．サブサハラ地域（以下，サハラ以南アフリカ）の10歳代の出産時の死亡は1000人対101で，世界平均1000人対44の２倍以上である．また，妊産婦死亡率が10万人対500-1000と高率である（表3-2）．

　UNICEF［2019］によると，妊産婦死亡率の高さは，妊婦の健康管理の仕方に大きく左右される．出産前ケアとして４回以上の健診を受けた15-49歳の女性は，バングラデシュでは31%，中央アフリカ共和国やニジェールでは38%である．すなわち妊婦の60-70%が妊娠後期にしか健診を受けていないことになる．その場合，妊娠初期の重要な時期の健康管理がなされず，胎児の生命管理が遅れたり，妊娠高血圧症候群などの合併症により，妊婦や子どもの生命のリスクが高くなる．病院での施設出産は，人間開発高位国ではほぼ100%であるが，最低位国ではいまだ30-60%に留まっており，施設外出産も妊産婦死亡の要因となっている．施設外出産では，保健技能をもたない人材による出産介助や，十分な技能をもたない伝統的助産師（TBA；Traditional Birth Attendant）に

表 3 - 2　　人間開発指標（2016-2018年）

人間開発指標最高位国～最低位国一部　　HDI順位	保健医療職が関る出産（%）	妊産婦死亡率（10万対）	10代の出産（1000対）	女性の議席（%）	25歳以上の中等教育就学率（%）女	男	インターネット普及率（%）
ノルウェー	1	99.2	5	5.6	41.4	96.1	94.8	97.3
スイス	2	—	5	3.0	29.3	96.4	97.2	89.1
アイルランド	3	99.7	8	9.7	24.3	90.2	86.3	85.0
ドイツ	4	98.7	6	6.5	31.5	96.0	96.6	89.6
日本	19	99.9	5	4.1	13.7	95.2	92.2	93.2
スリランカ	71	99.5	30	14.1	5.8	82.6	83.1	32.1
インド	130	85.7	174	23.1	11.6	39.0	63.5	29.5
バングラデシュ	135	67.8	176	83.5	20.3	45.3	49.2	18.2
ハイチ	169	41.6	359	51.7	2.7	26.9	39.9	12.2
シエラレオネ	181	81.6	1,360	112.8	12.3	19.9	32.9	11.8
中央アフリカ	188	—	882	103.8	8.6	13.4	31.1	4.0
ニジェール	189	39.7	553	192.0	17.0	4.3	8.9	4.3

出所）　HDR [2018].

より重篤に陥るケースもある.

　一方，先進国であるアメリカにおいては，人種差別が女性のエンパワメントを妨げる要因になっている．黒人の女性は白人の女性に比べて，妊産婦死亡率が 3 - 4 倍高いといわれ，乳幼児の死亡も白人の 2 倍といわれる．そこには人種差別という社会的偏見が背景にあり，妊婦リスクの高い黒人女性に対して有効なケアが施されていない.

Column 2　モロッコの母親学級―ジェンダー文化と政策の実効性―

　モロッコ共和国は，北アフリカに位置しイスラム教が99%を占める．2019年の妊産婦死亡率は10万人出産当たり50人，乳児死亡率は1000人出産当たり18.3人で，アフリカ諸国の中では改善しつつある．筆者の青年海外協力隊での活動は，妊産婦および乳幼児死亡率の減少を目指した「母親学級の普及と定着・質の向上」であった．日本の無償資金協力で建てられた病院の産科病棟で母親学級（日本でいうパパママ教室）が行われていた．しかし，しばらくすると母親学級を中止する病棟がみられた．スタッフに聞くと，大部分の病棟が「妊婦が集まらない」,「受診後，母親学級の時間まで待てずに妊婦が帰ってしまう」とのことだった．交通アクセスが乏しい地方では受診後すぐに帰ってしまう．また，女性は 1 人で出歩かない（出歩けない）習慣のため，夫に連れられ帰宅してしまうのである．夫が母親学級の意味や必要性を理解していないこともある．そのため母親学

級の運営が難しく，プログラムを作ったスタッフさえ，やる気を失い悪循環を起こしていた.

　この事態を打開するにはこの国の保健省と，支援者（JICA；日本国際協力機構）が一丸になって進める必要がある. その後，国とJICAとの共同で数年間，地道な活動が続けられた. その結果，母親学級は年間，最高1万3000人の妊婦の参加が見られるまでになった. 2009年には66％だった妊婦健診受診率が2013年には95％になり，新生児死亡率は1000人出生当たり74人の死亡数から，12人にまで減少した. 国が率先して女性の健康を護ることと，外部支援機関が支える国際協力の必要性を実感した.

　しかし，国の総数での受診率は増えたが，筆者の住んでいた地方では，いまだに出産の現場に夫や家族が付き添うことさえできない. 陣痛中であっても家族の付き添いはできない. そこでは宗教や文化習慣が深く関わり，誰かそばにいてほしい，力になってほしい，と女性が願う場においても女性の希望は叶えられていない.

　出産の場に立ち会う筆者にとって，家族を含めた母子の健康教育と，女性の自由な意思や自立を尊重にした男女参画型の母親の健康環境づくりが新たな課題である.

（岩崎千歳　2013年青年海外協力隊）

① 政策と統合された保健プロセス

　アイルランドの公的医療の成功は前述したが，南アジアのスリランカは，早期から教育と医療の無償化に取り組み，高い識字率や長命など，人間開発の成功国と評価されている. とくに母子保健政策は，健診や施設出産が浸透し，妊産婦死亡率は，10万人出産当たり30人で，乳児死亡率の減少につながっている. しかし，一方で女性や子どもの栄養不良については課題を残している. また，健康の基盤となるインフラの未整備や教育の地域格差が残されている.

　シエラレオネは，妊産婦死亡率が10万人出産当たり1360人と高率であるが，昨今保健医療職が付き添う出産率がきわめて高い. 4回以上の健診の機会も78％である. 当国は2010年，妊産婦および授乳中の母親や5歳未満の子どもを対象に医療の無償化を進めている. 成果はまだ表れていないが，将来効果を期待できる. 生後の乳児および母親健診は，他の人間開発低位国の各々が20％，40％であるのに比べ，各々92％，90％であることから，公共政策の成果が期待される.

　一方，妊娠期健康カードと5歳未満児カードを導入し，健診結果や予防接種歴を記録しているが，これは保健ワーカーが活用するための記録であり，十分な教育レベルに届いていない妊産婦や家族がこれを活用するのは困難である．そのため疾病に罹った新生児や乳幼児，出産時の把握ができていない．したがって，母親の教育水準の底上げが併行して必要である．

② 母乳栄養と母の健康管理

　アジアやアフリカ諸国では，母乳の早期開始と完全母乳栄養率がいまだに低い（表3-3）．母乳は免疫成分を含み，とくに初乳は栄養化が高く，経済面も考慮すると，子にとって有用な栄養物である．WHO（世界保健機関）は完全母乳育児（母乳のみの授乳）を生後6カ月間は続け，離乳食開始後も1-2年間は続けることを推奨している．

　しかし，母乳早期開始率と完全母乳栄養率は，アゼルバイジャンは各々20％，12％，中国 29％，21％，モンテネグロ 14％，17％，北マケドニア21％，23％，ソマリア 23％，5％，タイ 40％，23％，ベトナム 26％，24％である．これらの国々は母乳推奨の強化が必要である．

　一方，母親の栄養不良に関して，生殖期年齢にある15-49歳の女性の貧血が女性全体の40-50％以上の国がある（表3-4）．コートジボワール，ガボン，ギニア，インド，マリ，モザンピーク，ナイジェリア，パキスタン，セネガル，イエメンなどである［UNICEF 2019］．女性が貧血の場合，低出生体重児出産のみならず，出血が止まり難いなどの出産時のリスクが高くなる．

表3-3　栄養指標　新生児，乳児及び幼児（2013-2018年）（単位：％）

人間開発指標中位国〜最低位国の一部	母乳育児の早期開始	完全母乳育児6カ月未満	肺炎（ARI）の子どものケア	経口補水塩ORSによる治療
アフガニスタン	63	58	62	46
パキスタン	20	47	84	37
バングラデシュ	51	55	42	77
ネパール	55	65	85	37
シエラレオネ	56	47	74	78
中央アフリカ	53	29	30	16
マリ	53	40	71	21
ニジェール	53	23	59	41
イエメン	53	10	34	25

注1）　母乳育児の早期開始とは，過去24カ月間に生まれて，生後1時間以内に母乳を与えられた子どもの割合．
注2）　完全母乳育児（6カ月未満）は調査前日に母乳のみ与えられた0-5カ月の乳児の割合．
出所）　UNICEF［2019］.

表3-4　0-4歳児の発育阻害，15-49歳の女性の貧血　（単位：%）

人間開発指標中位国〜最低位国の一部	発育阻害（中度及び重度）2018		女性の貧血 軽・中・重度 2016
	最も貧しい20%	最も裕福な20%	
アフガニスタン	49	31	42
アンゴラ	47	20	48
バングラデシュ	49	20	40
ベナン	46	18	47
中央アフリカ	45	30	46
コンゴ	49	23	41
インド	51	22	51
ラオス	61	20	40
モザンビーク	51	24	51
ニジェール	47	35	49
ナイジェリア	63	18	50
パキスタン	56	22	52
シエラレオネ	42	29	48
ソマリア	52	25	44
東ティモール	59	39	41
イエメン	59	26	70

出所）UNICEF [2019].

　世界の平均寿命が延伸する時代，女性の寿命の低い国は，アフガニスタン66歳，アンゴラ 64歳，ベナン 63歳，ブルキナファソ 62歳，ブルンジ 63歳，中央アフリカ 55歳，チャド 55歳，コートジボワール 59歳，コンゴ 62歳，赤道ギニア 60歳，ギニア 62歳，ガンビア 63歳，ビサウ 60歳，レソト 57歳である．教育や母子保健における健康管理不足，ジェンダー格差，社会的，経済的，文化的な影響も考えられる．政治的独裁政権や紛争による国内の混乱もある [UNICEF 2019].

　母親の健康には女性への虐待も影響している．夫の妻に対するドメスティックバイオレンスが正当化されている国は，アフガニスタン 71%，中央アフリカ共和国 83%，ツバル 83%，ヨルダン 64%，マーシャル諸島，ソロモン諸島，東ティモールなどである．子どもに対する暴力的な躾は，202カ国中，アフガニスタン，アルジェリア，バングラデシュ，ブルキナファソ，ブルンジなど84カ国にみられる [UNICEF 2019, 統計：2012-2018]．とくに人間開発指標が低い国の女性と子どもは，健康危機のみならず，政治的，経済的，社会的困難にも直面している．

③ 子どもの死亡率とプライマリケア

　ケイパビリティの剥奪状況を示す最も有力な，あるいは懸念材料となる指標

は乳幼児死亡率である．5歳になるまでに死亡する子どもの割合は，とくにサハラ以南アフリカでは改善が進んでいない．

　生後1年未満の乳児死亡率の出生1000対（人）が高率であるのは中央アフリカ共和国 84，シエラレオネ 78，ソマリア 77，レソト 66などの他，パキスタン 57，アフガニスタン 48である [UNICEF 2019，統計：2018]．

　生後28日未満の新生児死亡率の出生1000対（人）は，WHO [2018] によると，パキスタン 45.6，アフガニスタン 40.0，アフリカ諸国の中でも中央アフリカ 42.3に高率にみられ，世界の平均（1000対18.6）に比べても非常に高い．新生児死亡や乳児死亡は，女性1人当たりの出産数との関連性もある．チャド 5.7人，コンゴ 5.9人，マリ 5.9人，ニジェール 6.9人などである．これらの国々では子どもを多く生んで，多く死なせてしまう悪循環が続いている．要因として，男女の権原の均衡がとれず，女性が出産コントロールをできていない可能性が高い．医療人材や教育不足もある．

　低出生体重児（出生時2500g未満）の多い国は，バングラデシュ 28％，ネパール 22％，スリランカ 16％などの南アジアやフィリピン 20％である [UNICEF 2019，統計：2015]．母親の栄養不良など，健康管理不足が考えられるが，ジェンダー格差，女性の社会的地位の低さが背景にある．

　乳幼児の死亡原因のほとんどは肺炎や下痢などの予防可能な疾病であり，回避可能である．安全な水を確保することや，環境調整による呼吸器感染症の予防など，プライマリな医療介入をすれば激減する可能性が高い．5歳未満児の死亡原因の多くは栄養失調である．

　貧困家庭の子どもは低栄養で病気に罹りやすく，劣悪な衛生状態によって伝染病で死亡することが少なくない．生存したとしても，子ども時代の健康状態が悪かったために，成人になってから貧困に苦しむという悪循環に陥ることも少なくない．そこには保健医療サービスや保健教育が十分届いていないか，保健医療の不平等があげられる．

　子どもの発育阻害について，貧困層のほうが，富裕層よりも著明に表れている（表3-4）．就学前の子どもの栄養状態（発育阻害）と母の健康との関連性がみられ，当該地域の女性には30-50％に貧血がみられる．また，最も貧しい子ども20％は，最も裕福な子ども20％に比べて，2-3倍以上に発育阻害がみられる．貧困層の子どもは，年齢の割に低身長・低体重などの成長発達に大きな課題をもっている．子どもの発育阻害が解決されない場合や，母親が低出生体

重児出産を繰り返す場合は，たとえ子どもの死亡率や妊産婦死亡率が低くても，母子の健康状態は良好とはいえない．

　当該地域の子どもや女性に対しては，十分な食料の他，女性の家庭生活や社会的地位など，社会的・経済的要因について明らかにし，女性や子どもの人権や生命を護る対策が必要である．

Column 3　世界の子育て，あれこれ

　マラウイの村では，お母さんはいつどこに行くときでも，何をするときでも，たとえ重たい荷物を頭に乗せて運んでいるときでさえ，小さな子どもを背中に背負っている．子どもの腕をもち，ひょい！と背中に子どもを乗せて，チテンジと呼ばれるカラフルなアフリカ布で子どもを包む．子どもはいつもお母さんのぬくもりを感じると同時に，母の心臓の鼓動さえ聞くことができるだろう．

　お母さんの背中はまるで天然のゆりかごだ．生まれた瞬間から，赤ちゃんはお母さんの横で片時も離れることなく同じ病院のベッドで過ごし，翌日には迎えに来た家族と一緒に退院していく．

　子どもがおっぱいを欲しがるときは，どこにいても，誰が目の前にいようと，その場で胸を出しておっぱいをあげる．恥ずかしがる様子もなく，周りにいる人たちも気にする様子はない．常に母と子どもが一緒にいるからこそ，お母さんは子どもの欲求にも気が付きやすく，すぐに対処してあげられる．それは，子どもの精神発達に良い影響を与えているのではないだろうか．

　公共の乗り物は，乗り合いバスやトラックが主流で，いつ乗ってもぎゅうぎゅう詰めである．たまにニワトリやヤギが乗り合わせることもある．小さな子どもがその中で泣いていれば，同乗者は嫌がる顔をするどころか，代わる代わるその子どもを膝の上に乗せてあやしてあげる．自分の子どもと同じように．

　ほかの子どもも皆，村の宝物で，他人の子どもだからといって遠慮しない．悪いことをしたときには叱り，褒める時には思いきり褒めている．

　すごい！どうして？と考えたとき，確かに地域の文化・習慣であるが，互いに皆で子どもを育て，助け合っていかないと，生活が成り立たない環境があるのは事実である．子どもが多く，子どもを危険から守ること，生活物資が豊富にないとき，誰かに支援を求めなければならない．さまざまな理由が考えられるが，子どもにとって母親そして近隣者，地域の人に見守られて成長することは子どもの発達に望ましく，われわれが学ぶべきことも多い．　（戸田美幸 2006年青年海外協力隊）

3 - 4　いのちと教育格差

　5歳未満児死亡や妊産婦死亡は当該地域の教育水準と連関し，母や子どもを不健康の状態に陥らせてしまう（**表3-2**）．一定の教育の享受は，人生のさまざまな選択肢を拡げる機会となりえ，健康生活に直結する能力であるが，人間開発中位国から最低位国に属する国々では，初等教育さえ修了できていない（**表3-5**）．これらの国々の就学総年数は低く，中等教育に達していないことも母子の生命（いのち）のリスクに拍車をかけている．中央アフリカ共和国は初等教育を修了できるのは5人中，3人に満たなく，5歳未満児死亡率や低栄養率も高い．

　また，就学率には明らかな男女差がある．女性は男性よりも教育の機会が少なく，これらは女性の健康に直結し，妊婦の母親が栄養摂取の必要性を主張できないだけでなく，子どもへの保健医療の支出を主張できず，子どもを危機から救うことができなくなってしまう．

　人間開発最高位国の場合は，25歳以上の中等教育修了率は，女性の方が男性より高く，教育の機会が男女差なく開かれているといえる（**表3-2**）．

表 3 - 5　教育指標 (2012-2018年)　　　　(単位：%)

人間開発指標中位国～最低位国の一部	初等教育修了率		後期中等教育修了率		若者15-24歳の識字率	
	男	女	男	女	男	女
アフガニスタン	67	40	32	14	62	32
バングラデシュ	69	79	31	26	92	94
ベナン	51	44	12	5	64	41
中央アフリカ	54	33	8	6	40	27
マラウイ	43	52	15	13	72	73
マリ	50	41	23	12	61	39
モザンビーク	43	37	8	4	79	63
ネパール	79	76	52	39	90	80
ニジェール	35	24	4	1	49	32
パキスタン	64	55	43	38	90	66
シエラレオネ	63	65	27	18	65	51

注1）　初等教育修了率：初等教育の最終学年で想定される年齢より3-5歳年齢が高く，初等学校の最終学年を修了した子どももしくは若者の数．

注2）　後期中等教育修了率：後期中等教育の最終学年で想定される年齢より3-5歳年齢が高く，後期中等教育の最終学年を修了した子どももしくは若者の数．

出所）　UNICEF [2019].

　就学率への影響は，教育施設の不備や人材不足もある．サハラ以南アフリカの小学校では1人の教員が40〜80人の生徒を，南アジアでは30人の生徒を担当している．しかし，ヨーロッパ，東アジア，太平洋地域，中央アジア，OECD諸国では教員1人につき，10〜16人の生徒数である（**表3-6**）．

　幼児教育は生後36-59カ月の子どもに対して行う教育であり，就学前の子どもの教育学的プログラムにより幼児の発達に成果をもたらすものである．幼児教育への参加が低い国は，アフガニスタン1％，バングラデシュ 13％，ブータン 10％，ブルキナファソおよびチャド 3％，ブルンジ 7％，中央アフリカ 5％，コンゴ 7％，ギニア 9％，イラク 2％，マーシャル諸島およびマリ 5％，ソマリア 2％，南スーダン 6％，タジキスタン 6％，イエメン3％である［HDR 2019，統計：2010-2018］．

　母子の健康状況は教育水準と連関しているため，母子が健康不良の場合は，教育の包括的，国家的な取り組みが必要になってくる．しかし，教育が一定水準あるのに，妊産婦や子どもに栄養不良が多い場合は，女性の自由（ケイパビリティ）が制限されていることが考えられる．女性や子どもへの社会政策の不備やジェンダー差を放置，不安定な経済環境，職場や社会での抑圧の可能性が考えられる．さらに紛争や難民の課題が重なるときは，より政治的，長期的な対策が必要である．

3-5　保健基盤の遅れ
―アクセス・人材・設備―

　健康が破綻したときに医師にかかるが，先進国では平均医師数は人口1万対20-40人である．しかし，南アジアやハイチでは7-8人，サハラ以南アフリカの国々では1-2人程度である（**表3-6**）．多くの途上国では医療費が無料であるものの，医師不足をはじめ医療施設が劣悪で適切な医療を享受できていない．とくに農村地域では専門病院がないため，都市までの交通機関の不足や交通費用が掛かると，病院に着くまでに生命を落としてしまうことがある．妊産婦死亡の原因に3つの遅れが指摘されている．「病院へ行く決断の遅れ」「交通機関など搬送手段がないことによるアクセスの遅れ」「病院に着いても医療スタッフ不足や医療器材不足により適切な治療をしてもらえない治療の遅れ」である．

　人間の生活と生存の基本的ニーズである安全で十分な飲食物の確保，トイレ

表 3-6　人間開発指標 (2007-2017年)

最高位国及び最低位国の一部） HDI順位	小学校教員1対生徒数	病院医師内科医（1万対）	病院ベッド数（1万対）	農村の電気アクセス（%）	基本的飲料水資源（%）	基本的衛生設備（%）	不完全な水・衛生設備(10万対)
ノルウェー	1	9	46.3	39	100	100	98	0.2
スイス	2	10	42.4	47	100	100	100	0.1
アイルランド	3	—	30.9	28	100	97	91	0.1
ドイツ	4	12	42.1	83	100	100	99	0.6
アメリカ	15	14	25.9	29	100	99	100	0.2
日本	19	16	24.1	134	100	99	100	0.2
バングラデシュ	135	30	5.3	8	81	97	48	11.9
ハイチ	169	—	2.3	7	3	65	35	23.8
シエラレオネ	181	39	0.3	—	5	61	16	81.3
マリ	184	50	1.4	1	12	78	39	70.7
中央アフリカ	188	83	0.6	10	15	46	25	82.1
ニジェール	189	36	0.5	3	11	50	14	70.8

出所）　HDR [2018].

表 3-7　家庭の水・衛生設備 都市／農村 (2007-2017年)　（単位：%）

人間開発中位国～最低位国	最低限の基礎的飲料水 都市	農村	最低限の基礎的衛生設備 都市	農村	基礎的な衛生習慣設備 都市	農村
アフガニスタン	96	57	62	37	64	29
バングラデシュ	97	97	51	47	51	26
ベナン	76	58	27	8	17	6
ブルキナファソ	80	35	39	11	23	8
ブルンジ	90	57	42	46	20	4
チャド	70	29	30	2	18	2
コンゴ	69	23	23	18	7	2
コートジボワール	88	58	46	18	28	10
インド	96	91	72	53	80	49
レソト	93	59	43	43	6	1
マラウイ	86	65	34	25	15	7
マリ	92	46	58	29	70	39
ネパール	89	89	67	61	67	43
ニジェール	84	44	44	8	—	—
ナイジェリア	87	56	48	31	53	31
ルワンダ	82	53	52	70	13	3
シエラレオネ	76	50	26	9	27	14
トーゴ	89	48	29	7	20	4
ザンビア	84	42	36	19	26	5

注1）　最低限の基礎的飲料水サービス：改良された飲用水源を利用しており，列に並ぶ時間を含め，汲みに行くための往復時間が30分以内の人の割合.
注2）　最低限の基礎的衛生設備：近隣世帯と共有されていない改良された衛生設備（トイレ）を利用している人の割合.
注3）　基礎的な衛生習慣設備：敷地内に水及び石鹸がある手洗い設備が利用できる人の割合.
出所）　UNICEF [2019].

などの衛生設備，電気や交通機関の整備，医療福祉に関する人材整備などは，アフリカ諸国の農村においてとくに整備が急がれる（**表3-7**）．そこでは人口の半数が安全な水を得られておらず，これらが今後も続けば，予防可能な消化器感染症や呼吸感染症をはじめ，マラリアやデング熱などの熱帯感染症の終息は困難である．

アフガニスタンで医療活動を行った中村哲医師は「100の診療所よりも，1本の農業用水路」と語り，人の基本的ニーズである十分な食糧の確保を生命・生存の最優先課題とした．とくに最貧国においては，人々の空腹を癒すことだとし，人間生存のベーシックな課題に真正面から取り組んだ．インフラの充足は，人間らしい生活を可能にし，衛生教育や健康教育の効果を最も期待できるものである．

3-6 政治的・経済的不平等

「保健や健康は，世界中のあらゆる政治，経済，社会的な出来事と関連している．政治的要因として，独裁や紛争，政権抗争などがあげられるが，政権の安定性が保障されていない場合，言論の自由が阻害されている場合，そして少数派の擁護がない場合は紛争の素地になりやすい．政治上の変化は，健康に影響を及ぼすだけでなく，経済状態の悪化をも招き不健康になりやすい．経済的，社会的要因は文化的要因と同じく，健康要因としてきわめて大きい．健康問題に即直結するのは，経済的格差であり，貧困が個々の問題に大きく関わっている．それは，より深く，より困難な課題であり，保健医療だけでは解決できないことであり，構造的に共有しなければならない[5]」．

所得の不平等は，あらゆる国で起きており，高所得国，低所得国ともに表れている．分配のパターンと貧困の程度との間に関連性がある（**表3-8，3-9**）．

アメリカ合衆国は，1人当たりの所得は低所得国よりも高いが，最富裕層の10％が所得全体の31％を得る一方で，最貧層の40％は全体の15％しか得ていない．中でも最富裕層の1％は全体の20％を占めており，所得の不平等差が大きい．

所得不平等が大きいと，国全体の成長が妨げられ，貧困削減や教育への予算に回すことができなくなり，貧しい人々は生存の機会そのものも脅かされる．貧困層の女性が，経済上の理由で教育や妊娠中の健診の機会を減らすと，学校

表3-8　世帯所得分配の割合（2010-2017年）

最高位国～最低位国一部	最貧層 40%	最富裕層 10%	最富裕層 1%	ジニ係数 (0-100)
ノルウェー	23.1	22.3	8.4	27.5
スイス	20.3	25.2	11.9	32.3
アイルランド	20.9	25.4	12.8	31.8
日本	20.3	24.7	10.4	32.1
アメリカ	15.2	30.6	20.2	41.5
インド	19.8	30.1	21.3	35.7
コートジボワール	15.9	31.9	17.1	41.5
イエメン	18.8	29.4	15.7	36.7
中央アフリカ	10.3	46.2	―	56.2
ニジェール	19.6	27.0	―	34.3
レソト	9.6	40.9	―	54.2

注）ジニ係数：0に近い数値だと平等，100に近いと不平等度が高い．
出所）HDR [2019].

表3-9　経済指標（2010-2018年）

最高位国～最低位国一部 HDI順位	政府歳出GDP比 % 健康	教育	政府予算比 % 健康	教育
ノルウェー	1	8.6	7.6	17.7	15.7
スイス	2	7.5	5.1	22.1	15.5
アイルランド	3	5.3	3.8	18.4	13.0
ドイツ	4	9.3	4.8	21.3	11.0
オーストラリア	6	6.4	5.3	17.2	14.1
アメリカ	15	13.8	5.0	36.6	13.6
日本	19	9.1	3.5	23.2	9.1
バングラデシュ	135	0.4	1.5	3.4	11.4
ハイチ	169	0.9	3.2	4.0	14.4
シエラレオネ	181	1.6	4.6	7.9	19.9
マリ	184	1.0	3.8	4.7	18.2
中央アフリカ	188	0.6	1.2	4.3	7.8
ニジェール	189	1.5	6.0	4.6	18.5

出所）UNICEF [2019].

を修了する機会のみならず，子どもたちが生き残る機会をも失くしてしまう．こうした剥奪状態は，世代を超えて半永久的に繰り返されることが少なくない．しかし，単に経済的平等としての所得向上のみの実現を目指すのではなく，よく生きるための人のさまざまな福祉の機能（well-beings）を拡げることにより，結果的に格差の緩和につながる政策があることが重要である．たとえば，低所得の原因に市場や社会参加の機会の制限や政治的発言力が否定されている社会構造に根差しているならば，優先順位は所得向上戦略ではなく，社会

の変化や発展をもたらす人権や自由を拡げる政策が優先されるべきである．移民や民族的差別など，政治的自由が剥奪されている場合は，所得向上だけでは，容易に不健康要因となる社会的・経済的不平等は解決できない．

3 - 7　民族・歴史・社会的要因

　民族の歴史はその国を形作り，コミュニティや人々の考え方に影響を与えている．人間開発指標の課題を多く残すのはアフリカ諸国である．第二次世界大戦後に独立を果たしたアフリカの国々は，長い間，西欧諸国の植民地下におかれていた．イギリスは18世紀後半までアフリカの地で奴隷制度を布いていた．そこでの人々は，ヨーロッパの経済や工業化の発展のために，ヤシ油や綿花などの原料供給地としての役割を果たした．さらにキリスト教などの普及活動も担い，アフリカの経済構造の位置づけさえ変えていった．イギリスやフランス，ポルトガルなど西欧列強国は，現地アフリカ人の土地を奪い，プランテーションを展開した．とくにイギリスはダイヤモンドなどの鉱山も統括し，現在の南アフリカ連邦の基を築いた[6]．マラウイではイギリスやフランスの医療看護制度などの影響が現在もみられる[7]．

　イギリスはインド支配をはじめ，後述するスリランカにおいても約130年間宗主国となった．その間，紅茶（セイロンティー）の生産，教育，医療制度などに影響を及ぼし，スリランカの教育制度は，今なおイギリスのグレードシステムである．

　したがって，多くの途上国は植民地史があり，その影響は，とくにアフリカ諸国にとって政治，経済，教育，医療，生活水準の遅れとなっている．マラリア，エイズ，エボラ出血熱などの予防可能な疾病の蔓延，乳幼児死亡率の多さ，5歳の誕生日を迎えるまで子どもが生き残ることをいまだに困難にしている．さらに，民族の多様性がみられる中で，外部の国々からの影響を受けやすく，国内紛争が続いており，政治的不安定は人々の生活，保健，福祉の進展を遅らせている．

3 - 8　公共財としての自然・環境

　地球温暖化による影響は，われわれの生活の変化のみならず，大きな災害を

もたらす脅威となっている．頻回に起きる巨大台風や大雨の発生など，大自然の脅威からわれわれの生活や健康をどう守るのかは，緊急の課題であり，地球規模での取り組みが必要である．

1992年のリオデジャネイロでの環境会議から1998年の京都議定書による地球温暖化への取り組みなど各国が幅広く議論する機会がもたれた．多くの途上国の急速な産業化に伴い，地球環境劣化の増大が懸念されている．しかし，少しの消費しかない途上国にとって，地域環境劣化に対する責任を先進国と同様の負担を担うことは課題となっており，環境破壊，自然破壊を主張する先進国と，貧困問題や未開発を主張する途上国が対立することが度々ある．人口の増加は，地域社会における消費の増大やエネルギーの増加につながる．南米の熱帯雨林の消失の主な原因は家畜を養うための放牧地としての広い土地の確保であり，森林破壊を起こしている．森林破壊は，地球温暖化に加担するだけでなく，ブラジル・アマゾン地域の先住民族に対して，これまでの生活を奪うことになり，最近では外部から入った新型コロナウイルス感染症により，治療手段をもたない彼らは生命の危機に陥いるなど，彼らの健康生活に多大な変化をもたらしている．

持続可能な開発とは，単に格差の克服のみならず，経済や近代化の優先でもなく，人々の住む地域や生活が尊重され，人々の自由が阻害されないことであり，多様性が尊重される地域社会の創造である．

3-9　疫学的・生物学的要因としての感染症

1）感染症の脅威

2020年6月，人間に対して未稀有の影響を与えている新型コロナウイルス感染症は，人類が自然や地球にかけてきた負荷が人々の幸福におよぼす結果として警鐘を鳴らしている．世界の人々が相互に関係していることや，あらゆる場所で脆弱性に直面していることにより社会の分断が深まっている．さらに気候変動や生物多様性の危機感も高まることが必至となっている．われわれの存在は地球や自然の一部であり，人類がもたらすさまざまな脅威をしっかりと理解して，行動を起こす必要がある．持続可能なSDGsで謳われる世界をさらに変革し，社会的，経済的な課題に立ち向かうことが急務である．

2000年国連ミレニアム・サミットで採択されたミレニアム開発目標の1つ

は，世界三大感染症であるHIV／エイズ，マラリア，結核などの感染症の拡大を阻止し，その発生率を下げることであった．2015年時点の目標評価では，HIV／エイズの感染は40％減少した．マラリア対策により620万人，結核対策により3700万人の命が救われた[8]．一方で，感染症対策として清潔な環境の維持とその利用の目標に対しては，改良した衛生設備を利用できる人の割合を目標値まで達成させることができなかった［UN 2015］．

　第70回国際連合総会で採決された「われわれの世界を改革する：持続可能な開発のための2030アジェンダ」において，17の持続可能な開発目標SDGsが示されたが，目標の1つには，「あらゆる年齢のすべての人々の健康的な生活を確保し，福祉を促進する」ことがあげられ，「2030年までにHIV／エイズ，マラリア，結核および顧みられない熱帯病，伝染病を根絶する．また，肝炎，水系感染症およびその他の感染症に対処する[9]」ことがあげられた．

　これまで世界に脅威を与えた感染症の1つに，2014年から2015年にギニアから発生したエボラ出血熱があげられる．患者数は2万3969人，死亡者数は9807人と猛威をふるった［WHO 2015］．「国境なき医師団」やWHOが中心となり，早期に介入したが，パンデミックの終息を迎えるまでにかなりの時間を要した．課題として感染症発生時，その情報を，国際社会に発信することが遅れたこと，発生国にエボラ出血熱の知識・感染対策に通じた専門家が不足していたこと，同時に実践的な活動を展開できる専門的知識を有する人材不足があった[10]．

　近年，地球温暖化の影響で気温が上昇し，降水量も変化しており，自然宿主が長く生息する傾向がある．また，人々が国を超え容易に移動できる時代となり，感染症が限局した場所にとどまらず，世界中で大流行する間隔が狭まっている．私たちは感染症をゼロにすることはできない．むしろ，感染症との調整を図りながら，持続可能な生活を営むことを肝に銘じるほかないが，さまざまな支援が最も行き届き難い人々へ早期に介入できる体制が必要である．

2）注目され難い感染症[11]

　注目され難い感染症（Neglected Tropical Diseases；以下，NTDs）とは，主に熱帯地域や貧困層を中心に蔓延する寄生虫症や細菌感染症のことで，その多くがアフリカや東南アジア，南米などの熱帯地域で集中して発生している．多くは貧しい遠隔地や都市スラム，紛争地域に集中しているため，NTDsは脆弱な貧

困層の象徴となり，世界の開発目標の達成を遅らせている．世界中で10億人以上が貧しい生活を余儀なくされている中で，HIV／エイズ，マラリア，結核に比べてNTDsは死亡率が低いため注目されず，顧みられない感染症として軽視される傾向にあった．さらにその背景には社会・経済，政治，歴史，研究開発などのさまざまな要因が複雑に絡み合っていることもある[12]．NTDsは，個人の貧困な状況から発生し，集落で感染症が蔓延するだけではなく，連鎖的に地域社会の貧困をも悪化させてしまい，長期化，慢性化することが予測される．

　WHOは，ブルーリ潰瘍，シャガス病，囊虫症（のうちゅうしょう），デング熱，ギニア虫病（メジナ虫病），包虫症，風土病トレポネーマ症，食物媒介吸虫類感染症，アフリカ睡眠病，リーシュマニア症，ハンセン病，フィラリア症，オンカセルカ症，狂犬病，住血吸虫病，土壌伝播寄生虫症，失明に至るトラコーマ，マイセトーマの18の疾患をNTDに指定している．これらの疾病は，重度の身体障がいを起こし，社会経済活動の阻害をはじめ，死に至らしめる場合もある．これらの大半は，生活水準・衛生環境の改善により予防と制圧が可能であり，WHOは，NTDsへの支援としてロードマップを示している．ロードマップの目標として，「NTDsに罹患して支援されない人を90％減少させる，NTDsに関連した不自由な生活を強いられる人を75％減少させる，顧みられない感染症が発生する国を1つでも多く減らす，顧みられない感染症の数を減らす[13]」ことをあげている．近年，デング熱や狂犬病などは広く蔓延しており，そのために政府，ドナー，NGOなどとの連携による包括的な対策が必要である．

Column 4　住民にどう伝え，支える力をつけるか─医療職者の経験から─

　アフリカで流行した致死率の高いエボラ出血熱（以下，エボラ）の国際支援に携わった医療職者に現地の人々の疾病に対する受け止め方を聞いた．

　最初は西アフリカの小さな村から感染が広がり，幹線道路沿いの人の動きと重なり，近隣国へと拡がった．小さな村は支援者が入ったときすでに感染が拡がっており，何人かはエボラの症状を呈し，何人かは亡くなっていた．村人は祈禱師に診てもらう習慣があり，さらに，ラジオ局から「シエラレオネの人が神を怒らせたのでエボラが入った，それを防ぐため早朝に川に入り祈禱するように」と放送がされていたのである．これらが感染拡大を一層招いた．エボラ治療センター（以下，センター）には，患者があふれ，医療スタッフも次々に感染し亡くなった．センターの前に患者を置き去りにすることもあった．入院を待つ間に子どもが亡

くなることもあった．シエラレオネの医療職にはエボラの患者をケアできる専門家が少なく，患者が来ると医療職者は逃げた．医療職者自体が感染すると病院の機能が停止し，現地スタッフは「エボラの流行拡大は，自分たちが適切に対応できないから『神』が怒った」と嘆く人もいた．村人はエボラ罹患が疑われると，周囲の目を気にし，来院時に偽名を使った．そのため医療業務にも支障が出た．スタッフ間でも，「患者は監視されプライバシーが守られていない」ことや，「どうせ患者は助からないのだから」という空気も現場にあり，医療職者も不安を抱え統一したケアができないでいた．また，「親を亡くした子どもへ点滴や治療を行う必要があるのか？　子どもを助けても誰が子どもの世話をするのか？」と，治療方針についても意見が飛び交った．まずは，住民が不安をもつ中で，疾病の理解を住民にどう伝え，住民同士で支える力をどうつけるかというのが医療職者にとって大きな課題であった．

　　国民にどう伝え，正しい知識を身につけ，お互いに支える力をどう養うか，現在新型コロナウイルス感染症が猛威を振るう世界中の地域においての課題である．

（松永早苗　神奈川県立保健福祉大学）

3-10　長命の流れと高齢者の貧困

　「世界の60歳以上の人口は5億人を超えている．開発途上地域の中で，60歳以上人口比率が高いのは欧州，中央アジアである．2050年までに60歳以上の人々が世界の総人口に占める割合は，15.5％に達し，中でも東アジア，太平洋諸国で最も増加する見通しがある．高齢者のための社会サービスがほとんどない国では，高齢者にとって貧困と社会的排除が問題となっている．その大きな原因として，世界の高齢者人口の80％が無年金者であり，労働や家族の収入に生計を頼っている．一般的に加齢とともに，身体的，精神的，経済的な脆弱性が増していく．高齢期の貧困は慢性化しやすい．なぜならそれまでの経済的機会と安定の不足が積み重なって高齢期の脆弱性につながっているからである．所得の低さだけではない．所得がなくなったうえに病気や障がいが重なり，資力が尽きれば，対処能力にさらに不利が加わってくる．間接的に資力が弱まると，家族の中でお荷物になりやすい．社会的な環境や身体的環境が狭まることになり，個人的能力の低下と相まって強靱性は低下する．

　高齢者の貧困にはジェンダーが深くかかわっている．女性は男性よりも平均余命が長く，それだけ貧困生活が長くなりやすい．多くの途上国の場合，女性が男性より教育水準が低い場合，経済的にも社会的にも脆弱性が高くなる．中傷や虐待などを受けやすくなる．見捨てられたりする場合もある．

　高齢者のための社会サービスがほとんどない国では，子供は親にとって老後の経済的支えとみなされる．実際，多くの国において年金や失業補償などの社会福祉制度がほとんどあるいは全くない．これらの国々では，老後の心配が子供をもつことの比較的軽い経済的負担を上回り，家族が多人数になる傾向がある」[14]．

注

1) HDR［2019，概要：1］.
2) 同上［2019，概要：5］.
3) 同上［2019，概要：6］.
4) 100の診療所より1本の用水路を！　医師「中村哲」の生涯〈https://www.ntv.co.jp/sekaju/articles/428dldg46bcxm7saawp.html〉
5) 丸井，森口，李［2017：16］.
6) 〈https://sekainorekishi.com〉
7) The American Journal of Nursing［2015：22-33］.
8) 国連ミレニアム開発目標報告書2015〈http://www.unic.or.jp/files/e530aa2b8e54dca3f48fd84004cf8297.pdf〉
9) SDGs総研〈https://www.mofa.go.jp/mofaj/files/000101402.pdf.〉
10) 国境なき医師団報告書［2016］.
11) 新山［2015：68-97］
12) 同上.
13) WHO［2020d］Ending the neglect to attain the Sustainable Development Goals: A road map for neglected tropical diseases 2021-2030 Overview〈https://www.who.int/publications/i/item/9789240010352〉.
14) HDR［2014：77-78］.

用語解説

妊産婦死亡率（MMR；Maternal Mortality Rate）とは，妊娠中または出産後42日以内の母体の死亡をいう．出産数（出生数）10万に対する年間の妊産婦死亡数で示される．

新生児死亡率（NMR；Neonatal Mortality Rate）とは，出生時から生後28日以内に死亡する確率．出生1000人当たりの死亡数で表す．

乳児死亡率（IMR；Infant Mortality Rate）とは，出生時から満1歳に達する日までに死亡する確率．出生1000人当たりの死亡数で表す．

5歳未満児死亡率（U5MR；Mortality Rate for Children Under 5 Years Old）とは，出生時から満5歳に達する日までに死亡する確率．出生1000人当たりの死亡数で表す．

出生時の平均余命（life expectancy at birth）とは，新生児がその出生時の人口集団の標準的な死亡の危険の下で生きられる年数．

成人識字率（adult literacy rate）とは，15歳以上の人口のうち，読み書きができ日常生活についての簡単な短文を理解できる人の割合．

低出生体重児（low birth weight infant）とは，出生時の体重が2500g未満の児．

低体重（low weight/WHO）；中・重度とは，世界保健機関（WHO）の "Child Growth Standards" による年齢相応の体重（weight-for-age）の中央値からの標準偏差（standard deviation）がマイナス2未満である生後0-59カ月児の割合．重度とはWHOの "Child Growth Standards" による年齢相応の体重をもつ基準集団の体重の中央値からの標準偏差がマイナス3未満である生後0-59カ月児の割合．

発育阻害（stunting/WHO）；中度・重度とは，WHOの "Child Growth Standards" による年齢相応の身長（height-for-age）をもつ基準集団の身長の中央値からの標準偏差がマイナス2未満である生後0-59カ月児の割合．慢性的栄養不良．ヨウ素欠乏が知能発育不全及び脳障がいの最大の原因ともいわれる．

消耗症（wasting/WHO）；中・重度とは，WHOの "Child Growth Standards" による身長相応の体重（weight-for-height）をもつ基準集団の体重の中央値からの標準偏差がマイナス2未満である生後0-59カ月児の割合．

母乳育児の早期開始とは，生後1時間以内に母乳を与えられる新生児の割合．

ビタミンAの補給率（完全補給）とはビタミンAの補給を2回受けた生後6-59カ月児の推定割合．

出所）UNICEF［2019］

第4章 | 国際協力の現場から

　本章は，世界の指標を離れて，国際協力活動の現場の状況を述べる．とくに「生命」に向き合う現場では，さまざまな人の機能（ある状態や行動）を洗練させ，より広範囲な選択肢を行使できるケイパビリティを追究することを必要としている．

4－1　「いのち」と向き合う

1）青年海外協力隊　看護の現場から
　貧しい世帯の予期せぬ病気に対する負担は，治療費が嵩むと家族が破綻する危険性がある．同時に本来受けられるべき治療が受けられなくなる可能性もある．言い換えれば，高度な医療があったとしても，そこでは全く役に立たない．南米のボリビアの病院でのことである．「ある日，状態のよくない子どもが入院してきた．何日か点滴を受け，酸素吸入も行っていた．経済的事情のありそうな家族は突然に，これ以上よくならないなら家に連れて帰る，と言い出した．医師はすぐに許可を出し退院となった．その子どもは数時間後，自宅で亡くなった．回復の見込みは難しかったかもしれないが，家族の希望とはいえ，急に点滴も酸素も中止してしまっては，"はい，どうぞ死んでください"というようなものではないか[1]」．多くの途上国の医療状況は，有効な公的医療制度や経済的支援の不足，また，情報や知識が不足しているうえに，子どもの生命の脅威となるものを避けたり，不利益を被るリスクに立ち向かう人々のケイパビリティの乏しさも重なるなど，何を優先させるべきなのか，に迫られている．

2）紛争の中のいのち

　昨今頻発する国家間，民族間の争いにより，何も責任をもたない一般市民や子どもたちの危険リスクは一層高まっている．日常生活は破壊され，護るべき生命がさまざまな地域でないがしろにされている．

　スリランカの人権活動家であるニーラン・ティルチェルバンは，「民主化と紛争解決，機会の均等，非差別法，市民社会の人権機関の設定など多くの活動を行ったが，国家も国民もそれぞれの行動に責任をもたなければならない環境下で，多様性と社会的多元性を許容し，大切にすることの重要性を説いた．彼は演説で，戦場においてであれ，他の場所においてであれ，われわれは死を美化することはできない．逆の言い方をすれば生を大切にしなければならない．生命の尊厳を守り，保障することに全力を尽くすのである．生命は最も基本的な価値であり，それなくしてあらゆる権利も自由も無意味になる[2]」と述べている．

　開発途上国の困窮状態，国家間で起こる紛争，難民問題，災害などの課題が噴出する昨今，いまだに人々の「生命」は軽んじられる状況が続いている．われわれは生存の危機にさえ立ち向かう能力をいまだ十分もち合わせていない．

　―『紛争地の看護師[3]』―白川優子著から―

　「来る日も来る日も，瀕死の患者が途切れることはない．収容される患者の流血を目にし，患者のうめき声や，家族の泣き叫ぶ声を聞く日常を繰り返すうちに，この流れを止めるためには，空爆をやめなくてはいけないと思うようになった．なぜ，非人道的な悲劇がこの世で起こるのか，市民の流血を，苦しみを，叫びを，恐怖を，世界は知っているのだろうか．これを止める者はいないのか」．「紛争の中での出産―イエメンでは，医療システムの崩壊に加え，既存の医療機関へのアクセスが遮断され，健診に通えない妊婦が増えている．健診で早期発見されるはずの異常事態を重篤になってから気づき，病院に搬送されるケースも珍しくない．帝王切開を行い，赤ちゃんは生まれたが，泣き声をあげない．蘇生後ようやく弱い声で泣いた．赤ちゃんは新生児専門病院に搬送されたが，その後の消息は不明である．この現状を誰に訴えれば世界へ伝わるのか，母の気持ちをどこに発信すればよいのか」―医療だけでは戦争は止められない［白川 2018］．

4－2　不安ではなく生きる希望を
―「いのちの対話」から―

　長年，パキスタンとアフガニスタンの国境で，医療活動を行ったNGOペシャワール会の中村哲医師（以下，中村医師）は，2019年凶弾に倒れられた．中村医師は 'いのちを護る' ことの大切さと，困難さを語っておられた．中村医師がNHK『ETV2001シリーズ　いのちの対話』に出演した際の「生命」の原点に迫る内容を紹介する．

　長年，辺境で医療活動を続けるエネルギーは？との質問に，中村医師は「現場に立って，普通の人や医療関係者がこの状態をみて，ほおっておいて逃げる人は，よほどどうかした人でしょう」と答えている．同時に，「地雷で負傷した2人の患者がおり，1人は両足が吹き飛ばされ，もう1人は片足が吹き飛ばされていたとき，片足なら山の中でも生き延びられるが，両足の人は助けなかった」と語っている．さらに「車いす生活のできる国であればよいが，そこでは助かると家族の負担になってしまう．いのちを選別しなければならない事態と，いのちの大切さ，鮮烈さが結びついている」と加えている．

　「難民キャンプでは，家族がどんどん凍死していく．動いている人はだれか，誰を残すのか，あえて死ぬということがわかっていながら，その中で選別せざるを得ない」ことがあるという．そして「なまじ助かると，家族が破滅するかもしれない」と．たとえ，生命を助けても障がいが残ったり，寝たきり生活を送ることになれば，家族の生活が立ち行かなくなるということである．そして，死が身近にあるからこそ，生命の大切さも感じられるという．

　一方で，日本など先進国の医療について課題を問いかけている．「現地では不幸にして死ぬ場合もあるが，医療器械に囲まれて亡くなるということはない」という．人々は「だめだ，とわかったら，さっと家に連れて帰り，病人なりに死ぬ準備をして家族と交流してから死ぬ．潔い」と．また，人々は一定以上の恩恵を受けられないと思ったら諦めるのだという．

　しかし，そんな中においても，中村医師は人々との人間交流を振り返っている．

　「現地の人は嘘をついたり，援助物品を市場で売ることがあり，それは悪いことだが，理由は家族にお腹いっぱい食べさせたい，子どもに人並みのものを買ってあげたいから」だという．なぜなら，彼らは，「家族で平穏に暮らすこ

とが願いだから」と語っている.

最近の国連開発計画のミレニアム目標などについて,「あくまでも人間の都合でつくったもので,現地で生活している人にとっては区切りのない日々を送っており,識字率や教育指標で遅れていると言われるが,現地では読み書きのできない大詩人もいる」と,口伝えの文化の重要性や現場の人々の目線で実態を伝えている.また,「読み書きができることだけで文化が高いとはいえない.教育とは,生活を支えるための教育であり,(家の手伝いをしながら,農業を手伝いながらでも)生きる術を教えるのが教育であり,人としての道を教えることではないか」と語る.「読み書きやコーランなど暗唱することで,人として良いこと,悪いことがわかればよいのではないか」と.現地の生活文化に根差した中村医師の活動が見えてくる.

昨今,民族紛争が多いことに関して,人々同士の憎しみについて,「憎しみは都市化し,発展した地域に生まれやすい.ただ,それは自分たち人間の中にあることを十分に認識しておくことが大事」だと語る.「さまざまな矛盾は容易に解決しないが,仲間のためにいのちを救うとか,お年寄りをかばい,いたわるとか,人間らしい温かさをもつこと,何か建設的なものを求めている限り,救いがあるのではないか」と語っている.

最後に,「子どもの笑顔の中に希望が見える.暗い不安の中でもその中で事実に基づいて笑顔で生きていくこと,1人ひとりがそういう生き方をしていくことが大切ではないか」と,われわれに多くのメッセージを残している.

1)いのちを護る,生活を護る

われわれは常に人命そのものに高い優先性をおいている.しかし,途上国や紛争地域において生命の極限状態におかれた場合,われわれの考える優先度とは違っている.そこでは生存の選択を,その人の生活や家族環境も含めて判断しなければならない.長命だけが最良の選択肢ではなく,本人・家族にとってその判断がどれほど適切であるのか,家族全体としてどうか,の判断にも迫られる.本人や家族が望む生き方(well-beings)として何をどう選択すればよいのだろうか.

有効な経済政策や医療システムの欠乏により,人が生きるための最低限のニーズが充足されていない場合,よい人生を送ることへの制約がある場合,または限られた資源の中で未来の選択を迫られている場合,地域の権力者の意思優

先や抑圧された社会である場合，さらに，困窮による家族の妥協，もしくは諦めにより，選択を迫られる場合にどうやって答えを導き出せるだろうか．そこで，まず問われるのは「いのち」の倫理である．いのち（生存）を護り，生活を護ること，生き方を護ること，よく生きることは人間の尊厳としての権利である．いのちがたえず危機に晒されている現場や，それらに選択の余地がない環境においては，国際社会の早急な対応が必要である．

2）怒りと悲しみの先に

前節4-2の「いのちの対話」で，中村医師への質問者（聞き手）であるフォトジャーナリストの大石芳野氏は，「ベトナム戦争時，枯葉剤で子どもを次々に失くした女性は途方にくれながらも，1人残った子どもを抱きながら，生きていこうとしている．悲運の中で，一歩前に，半歩先にと，生きていこうとしている．彼女のもつ力は，諦めや悲嘆のみではないはずだ．悲運の先に〈希望〉を信じているに違いない」と述べている．

「世界の女性たちは，実に多くの困難と苦悩と悲しみにさらされている．そのうちのいくつかは，自分たちの身体・存在に根源的に由来するものであることを彼女たちは知っている．同時にそれらの苦しみは必然的なものではないことに気づいている．すなわち，自分たちの身体・存在そのものと，自分たちが被っている苦しみとは，直結するものではなく，両者の間には，実に多くの事柄─不正義や悲運，人や組織，経済・社会・政治の諸制度─が介在していることに，彼女たちは気づいている．だからこそ，彼女たちは希望を失わないのである．これとは違った世界がどこかにきっとあるはずだ，と直感するからである」[4]．

今もなお続く世界各地の紛争地域で子どもを失う母の怒りや悲しみは続いている．母と子どもはいつの時代も犠牲となりやすい．国際協力活動の現場では，紛争や災害現場に立つことが多い．人々の怒りや悲しみを現場からの声として発信することの意義は大きい．

4-3　自由を拡げるうえでの困難性

価値があると判断し，選択できる自由は，その人が，自ら生きたいと思う生き方を全うできることにつながる．それは人であれば，誰もが選ぶであろう選

択肢から自由に選べる福祉的自由 (well-beings freedom) であることにほかならない．しかし，それらの自由を獲得し，もしくは拡げることに対して，阻害因子となる条件も存在する．とくに女性にとって自由を獲得し，それを拡げるうえにおいては，困難を伴う．

インドの貧しい農村の女性を例にあげると，単にジェンダー差だけでは解決できない背景（地域社会，経済，伝統文化などの影響）がある．そこでの女性の生き方や社会の受け止め方は，人々にとって格別のことではないかもしれない．ある人にとっては「暮らしやすい」かもしれない．しかし，ある人の自由が誰かの自由の犠牲の下にあってはならない．もし，彼女らが「自らの意思をもって自己の生き方や人生の選択の必要」に気づいたとしても，それを誰かに伝え，議論する術がなければ，すなわち，それが容認される社会や民主的なコミュニティが存在しなければ，彼女らの「忍耐」によってその苦境は覆い隠されてしまう．最低限の教育も受けられず，必要な栄養量も摂れず，社会の情報を得られることもなく，さらに支援が届かない場所に居るとしたら，彼女らの意見を反映させた自由の見解から早急な対策が必要である．

それらを明らかにする方法は，彼女らがどのような日常生活を送っているのか，義務教育をいつどの程度受けているか，思春期の女性の心身の成長発達に沿ったニーズに適切なサポートシステムはあるか，彼女らの1日は水汲みばかりで終わっていないか，など彼女らの行い (doings) や状態 (beings) を客観的にみて，福祉的自由の課題が何かを表わすことである．それは1人の人間としての成長・発達を阻害する要因を顕在化できるのみならず，生活や行動そのものが，思春期の女性に相応しいか，ということが議論され，現状で抱えている課題を導き出すとともに，その解決の糸口につなぐことができる．

注
1）JOCV看護職ネットワーク編 ［2003：61］．
2）HDR ［2000：76］．
3）白川 ［2018：130］．
4）後藤 ［2014：3］．

第5章　自由の概念再考

ここまで，世界の国々の健康格差，女性や子どもの健康課題，国際協力の現場の一端を述べてきた．そこには，不平等や貧困，人の自由や権利の剥奪，社会的不正義，民主主義の不足および欠如，福祉が不十分な状態があり，人々の「ケイパビリティ」の拡大と実践の必要性が高い．

本章では，開発におけるケイパビリティ拡大の実践の根拠ともいえる自由の概念について，『福祉と正義』［セン・後藤 2008］の一部を抜粋，掲載する．ケイパビリティ・アプローチの応用，実践の可能性と有用性を示したい．

5-1　広義の自由

A.センは，自由は人の自由に資するものでなければならないと述べた．「自由とは，本人が価値をおく理由のある生を生きられることを意味し，それは他者にも自己にもその理由をつまびらかにしながら，ある生を価値あるものとして選び取っていくという個人の主体的かつ社会的な営みが，実質的に可能であることを意味している．このような自由＝（広義の自由）を人々に平等に保障すること，そのために必要な制度的な諸条件の整備や生存を支える物質的手段の保障から，個人の主体的な生を支える社会的諸関係や精神的・文化的諸手段を整えることまでを的（object）とした[1]」．それは十分に制度化されていなくても制度化を目指すべきもの，権利として公共的に認知されるべきものをも意味している．ではどのような実質的自由を制度化していけばよいのか．「制度的保障は匿名の他者からの資源の移転，あるいは見知らぬ他者との相互行為をも含むものである．一方，個人を越えた社会的要請は全体主義や管理主義の恐れ，もしくは，理由のある個人の生の保障が共同の善を途絶す[2]」のではないかとの意見もある．

5-2　権利・民主主義・人権・ケイパビリティ

A.センは，不遇な人々とそれをもたらすメカニズムの究明や，権利と社会的目標，自由と民主主義をめぐる政治哲学上の難関に臨む理論を示した．不平等，貧困，福祉が主要な関心とされ，個人の権利や権原の実効性を考慮しながら，人が制度に適応して行為する場合，人の多様性，他者への共感など広範囲な人間の多様な行動に注目した．すなわち人は必ずしも自己の快楽や願望充足，幸福の最大化だけを行動動機にしていないこと，他者の利得や効用への関心などを含み得る点においてのケイパビリティの拡大の可能性を認識している．一方，人間は社会の中でさまざまな制約（生物学的，心理学的）を受け，それらに同調したり，順応したりする．そのため，それへのさまざまな諸要因についても，個人の評価の範疇に含め，個人の権原と合理的な判断の元に批判的精査の必要性が残されているとした．これらへの対処がケイパビリティ・アプローチである．ケイパビリティとは個人がもつさまざまな資源（財やサービスなど）を利用して，「価値をおく理由のある生」のもとに選択できる達成可能な人の行いやありよう＝機能の集合である．そして，「選ぼうと思えば選べたはずの諸機能が不足しているならば，社会的に補完されなければならない．選ぶことができるよう条件を整えることは社会の義務とされる[3]」．

本アプローチの真髄の1つ目は，「本人が選択した状態，もしくは本人の評価に基づいて最大とみなされる状態の他，本人が達成可能であろうとする状態（機会の集合）に着目する点である．機会集合への着目は個々人が自己の福祉についてどのような評価を形成する機会をもっているか，あるいは将来にわたりどのような状態が達成可能であるかに関心を払う[4]」．

2つ目は，「個々人のより客観的な状態である福祉（well-being）の観点から評価する．福祉の評価は評価の観点と理由を明示的に区別する点において本人以外の異なる評価者との間の了解可能性を高めるとともに，財に対する本人の評価それ自体を複層的に捉えられる[5]」．

3つ目は，「ニーズと自由を不可分とする点にある．自己のもちうる多様な関心や自己のなしうる多様な選択の中から，公共的な判断により相応しいものを選択しようとする個人の営みであり，評価を形成する理由を公共的に問うような討議プロセスである．ニーズと自由は結び合い，市民的・政治的自由の権

利は，自分以外のより一般的なニーズに対して関心を抱く機会や，他者に対して公共的行為を要求する機会を与えるものである[6]」．

　このように潜在能力理論（capabilities theory）は，社会的選択の視座を伴って，「個人の社会性を尊重しながら，福祉を保障する手立てを講じながら，個人の主体を尊重するという．人には選択することを通じて選択する力自体を高め，自分の位置や他者との関係と自他に対する責任を自覚し，自分の選択と真のギャップに気付いていく側面がある．その一方で，自分にとって価値ある生は何か，という主体的な問いは，人々にとって価値ある福祉とは何か，という社会的・公共的な問いとの関連で，理由がより深く吟味される側面をもち，他者に対して説明する努力を通じて，理由がより明確化される側面がある[7]」．

5-3　民主主義的優先性と基本的権利

　民主主義の要請は，諸権利に高い道徳性と政治的地位を与えている．自由に投票する権利，各人の投票が適正にカウントされる権利，民主主義の公共的理性的側面を発揮させるために必要な諸権利，たとえば，公共的政策を批判する自由をもつ権利，反対意見をいう権利，改革や変化を示唆する権利，他の人々，国境を越えた人々と相互行為を行う権利などである．これらに加えて，民主主義システムが機能することによって，そのもとで導出される権利がある．

　「第二世代権利は，経済的社会的権利を指し，開かれた公共的討議のもとで，たとえば，飢饉に合わない，基本的医療ケアを欠いていない，基本的教育の権利をもつ，女性が男性と等しい扱いを受けることなど[8]」が含まれる．「これらの要求が効果的な援助を得られるように促すこと，すなわち承認された権利を実現するための制度改革など，社会的変化がもたらされるように，関心ある人々が不完全義務の遂行を通じて国家や社会に影響を及ぼすことを意味する[9]」．これは個人的自由や市民的政治的権利の既成観念をはるかに越える視野をもっている．

5-4　市民的自由・福祉的自由・政治的自由

　A.センは，「市民的自由，福祉的自由，政治的自由の3種の自由に関する権

56

利の実効領域を示したが，これらは互いに不可欠な関係にある[10]」.

　市民的自由の権利とは，個人的行為や状態が他者から介入されないことを要請する自由であり，その行為や状態の実現が禁じられていれば，それ自体が問題であるとする．福祉的自由への権利とは，福祉的自由を享受する権利を指すが，一定の基本的行為や状態を自分の選択によって実現することのできる自由であり，そのための手段を実際に備えていることを意味するので，その手段が物理的に備えられていない場合は社会に要求する権利を意味している．ある行為や状態の実現可能領域はどの程度，制約されるか，されてもよいのか，多様な特性をもつ個々人の選択によって結果的に実現される社会状態とはどのようなものか，も含まれる．

　政治的自由への権利は，社会的な意思決定に実質的に参加できる自由への権利を指す．実質的に参加できるとは社会的意思決定から排除されない，責任をもって表明した判断や意思が等しく尊重される（理由なくして外されない）という保証のみならず，社会的意思決定に参加する実質的な機会をもつこと，参加する手段をもたない場合には，それを社会に要求することを含む．

　「福祉的自由とは，疾病から逃れられること，栄養をバランスよく充足できること，自由に移動できること，自分の気持ちや考えを適切に表現できること，必要な情報を適切に理解できることなど，人々の行いやありように関する基本的能力の豊かさ（ケイパビリティ）を表す概念である．それらは生存の危機に対する人の耐性を高めるのみならず，個々人が個性的な生を展開していくための必要不可欠な基本的能力にほかならない[11]」「その内容は当事者の主観的認知を越えて，彼（女）の境遇の改善に必要であるとともに，その必要性が広く人々の公共的・理性的判断によって了解されうるという意味での客観性をもつ．また，社会・経済学的文脈に応じて変化する可能性をもつものの，各時代，各社会に生まれた1人ひとりの生に照らして必要だという意味での「絶対性」をもつ．そしてすべての個人に対して，基本的能力を保障するためには，個々人の個別的特徴を正当に反映する資源配分メカニズムの枠組みを要請することになる[12]」.

　さらに「福祉的自由を個人の意思決定に関する自由（主体的自由agency freedom）と不可分の関係で捉えた．1つは，私的目的追及に関する自律的な意思決定の自由（市民的自由）である．もう1つは，社会的目標の設定プロセスに参加する自由（政治的自由）であり，社会的選択，民主主義の前提となる自由で

ある．政治的自由は，市民的自由の制度的な確立と存続を可能とするとともに，自由の行使に関する諸自由間，諸個人間での具体的調整を図っていくうえで不可欠である．それは，異なる境遇におかれ個別的な特徴をもつ個々人が，公共的な討議と検証のもとで，われわれの「必要」を発見し，福祉的自由の保障を具体化するうえで不可欠である．市民的自由や政治的自由の保障を欠いた制度は，人々の福祉的自由の保障を困難にし，飢饉や災害などの自然的，社会的災害に対する制度的耐性を損ねるおそれがある．この3つの自由の優先性はなく，密接不可分な関係性をもっている」[13]．

5-5　選択・責任・援助

「個人を独立した責任ある主体として尊重するための方法の1つは，心身に対する他者からの束縛を禁ずることである．他の方法は，公共的に保証された私的領域（権原）から本人の行為や状態を自発的に選択することを尊重することである．個人の選択を重視する理由は，「選択」がもつ内在的な価値におかれ，そこに個人の利益は本人のみが知り得るという仮定が加わると，個人の選択は本人にとってよりよい利益をもたらすからという理由が導出されることになる．また，センの視点は選択の背後にある，社会に対する個人の責任へと突き進む．それは，きわめて個人的行為や状態であろうとも，公共的関心になりうるし，なすべきこともあるという洞察に基づく」[14]．

「自由が権利として公共的に認知されるならば，社会は個人を目的として尊重する義務を負うことになる」[15]．市民的，福祉的，政治的自由に関する権利が保証されるなら，社会は個々人が「評価する理由のある生を生きられる」ために必要な諸条件を積極的に提供しながら，同時に本人が彼自身の関心に沿って──自分に対するものであれ，他人に対するものであれ，選択する余地を確保しなければならない．

「人は不十分であろうとも，実際に選択することを通じて，合理的，理性的選択の能力それ自体を高め，自分や他者に対する責任のあり方を再考し，選択と自己の利益のギャップに気づいてもいく．適切な医療処置を受けることができない人は，自分に対してであれ，他者に対してであれ，責任ある存在としてさまざまなことを行う自由をも否定されている．抑圧的な社会にさらされ続けてきた少女は，福祉の観点から剥奪されているのみならず，責任ある生の能力

をも剥奪されていると指摘される[16]」.

　「すべての個人の福祉的自由を適切に保障すべきだとする政治的自由，生存のリスクも厭わない個人の多様な選択を妨げてはならないという市民的自由，社会的決定の最終的根拠は個々人の主体的判断に求めるべきだとする福祉的自由の要請は対立しあうことがあるが，これらの葛藤は異なる正当性をもった複数の規範に，状況の相違を考慮しつつ，異なる重みを与える理由を明示化する．また，状況の違いを分類しつつ，状況の違いを反映した諸理由を整合化するような論理と倫理を発見することであり，それらを発見，承認し，改善していく個々人の公共的活動を支える条件を具体的に解明するだろう．かくして，センは多様な諸個人の私的な目的や価値の発芽を豊に育む一方で，人々の協同を不可欠な要請とするような社会的目標を，人々自身の公共的関心と熟議のもとで設定し，実現していくようなシステムを構想した[17]」．たとえば，日本の福祉社会において現実化するための理論的・実証的基盤を明らかにすることを示唆している．

注

1）セン・後藤［2008：16-17］.
　「価値ある生を選択する」は，本人の意思が本人の意思ではない場合がある（抑圧状態にある人など）．その時は本人の意思を留保したうえで，本人が真の利益に適う選択をするための力（合理性や想像力，共感など）の修得機会を得られる条件整備を行うことが妥当である．個人の選択は多様であり，自己の意見を差し控える場合の困難さがある．

2）同上［2008：17］.

3）同上［2008：19］.

4）同上［2008：20-21］.

5）同上［2008：21］.

6）同上［2008：21-22］.

7）同上［2008：22-23］.

8）同上［2008：34］.

9）同上［2008：39, 115-117］.
　「何びとも暴力を受けてはならないことを加害者が侵害した」（完全な義務の侵害），「犠牲者を助けるような行為（提供されるであろうと期待される状況で）を行わなかった他の人々が侵害した」（不完全な義務の侵害）．

10）同上［2008：76］.

11）同上［2008：77］.

12）同上［2008：78］.
13）同上［2008：78］.
14）同上［2008：79］.
15）同上［2008：81］.
16）同上［2008：81-82］.
17）同上［2008：82］.

第6章　人間開発の光と影
―スリランカ―

　本章から，筆者らの研究フィールドであるスリランカ民主社会主義共和国
（以下，スリランカ）の概要について述べ，ケイパビリティ・アプローチの実践
的展開を試みたい．情報データは当国が発行している HIES［Sri Lanka
Household Income and Expenditure Survey 2016］のセクター別：都市 Urban，農
村 Rural，農園 Estateの指標や，Sri Lanka Annual Health Bulletin［2018a］
など，閲覧可能な政府の情報である．
　スリランカは，インド洋上に浮かぶ島で人口は約2180万人（2019年），9 州25
県で成り立っている．国土は北海道の 8 割程度の面積で年間平均気温は16-
28℃である．人口構成は60歳以上が12.4％，15-59歳が62.4％である（2018年）[1]．
都市人口は約360万人（15%），農村人口は約1613万人（80%）である．農園は約
100万人（5 %）である．コロンボ市を中心とする西部州の人口は580万人で 9
州の中で最も人口が集中している．
　当国は1948年独立後早期から教育や医療の無償化に取り組み，長命や識字率
の高さなど人間開発の成功国として評価されている．人間開発指標は189カ国
中76番目（2019年）であるにもかかわらず，乳児や妊産婦死亡率の低さ，家族
計画の普及など母子保健の成功国としても知られている．
　スリランカは紀元前 5 世紀，シンハラ人の先祖に当たる人々が北インドから
移住して王国を作ったといわれる神話時代からの歴史がある．シンハラとは
「獅子の子」と訳す．人々の多くが仏教徒（70.1%）であり，古代から仏教国と
して栄えた．次にヒンドゥ教（12.6%），イスラム教（9.7%），キリスト教（7.6%）
である．民族構成はシンハラ人（75%），タミル人（15%），スリランカ・ムーア
人（9 %）である[2]．
　多くの途上国は被植民地の歴史をもっているが，スリランカもポルトガル，
オランダを経て1802年にイギリスの植民地となり，計450年間西欧諸国の植民

地となった. イギリスはスリランカ高地における紅茶プランテーション産業を開発し, その普及のためにヨーロッパ人, ムスリム人, そして南インドから貧しいインドタミル人を末端労働者として大量に入植させ成功を治めた.

　イギリスが去った後, 民族意識の高まりにより多数派のシンハラ人と北部のスリランカタミル人との紛争が勃発し, 約30年間続いた. 民族紛争は政治経済の発展を阻害し, 人々の生存と生活の低下を招いたが, 2009年に終結した. しかし, 7万人の生命が失われ, 150万人の難民を生んだ.

　2004年スマトラ島沖地震によるインド洋大津波はスリランカ東部, 南部を襲い, 約6万人の生命が失われたが, その後, 内紛の終結とともに, 経済発展が急速に進んだ. しかし, 昨今の新型コロナウイルス感染症が新たな経済的, 社会的打撃を与えている.

6-1　政治・経済状況

　スリランカは大統領を首長とし, その下に内閣を構成している. 国会は一院制である. 大統領の任期は5年で直接選挙である.

　2005年から2015年まで, スリランカ自由党 (SLFP) のマヒンダ・ラージャパクシャ氏は, 同国の内戦を終結させた功績や強いリーダーシップを背景に2期10年間, 大統領を務めた. 内戦終結後は, 中国からの資金を得て国内のインフラ開発を強力に進め, 好景気を生み出した. しかしその後, 中国からの借款で開発した空港や港などのインフラが利益を生み出さず, 巨額かつ借款条件が厳しいことから返済が困難になった.

　その結果, 2015年1月の大統領選挙では, 現大統領と同じ政党から対抗して立候補したマイトゥリパーラ・シリセーナ氏が勝利した. 同政権は, 前政権の中国寄りの外交の是正, 汚職の追放, 大統領の権限の縮小, 債務からの脱却などに取り組んだ. しかし, 大きな成果は上がらなかった. 2019年4月には連続爆破テロ事件が起こり, 同政権がこれを未然に阻止する策を打てなかったことは国民を失望させた.

　2019年11月に行われた大統領選挙では, 前大統領マヒンダ・ラージャパクシャ氏の弟であるゴータバヤ・ラージャパクシャ氏が勝利した. 2020年8月に実施された総選挙では, マヒンダ元大統領が率いるSLPP (SLFPから分派したスリランカ人民戦線) が, 圧倒的な人気を得て勝利した. 同党のゴータバヤ大統領が

新型コロナウイルス感染症拡大防止策で見せたリーダーシップも国民の評価に
繋がった．国民は新政権の強いリーダーシップに期待する一方，中国寄りの外
交や一族支配の復活の可能性を懸念する声もある．

　少数民族政党からは，イーラム人民民主党首（ムスリム）が漁業大臣として
入閣し，セイロン労働党首（タミル）が農園住宅・コミュニティインフラ国務
大臣に就任している．保健大臣および女性問題国務大臣は女性である．

　与党は勢力を確保するため少数政党と連立しており，右派シンハラ国粋主義
のJHUから分派したピヴィトル・ヘラウルマヤ党主が電力大臣，民主左派フロ
ント（DLF）党首が上水道大臣，共産主義政党であるJVPから分離した国民自
由党（JNP）党首が産業大臣に就任している（2020年 9 月）．

　スリランカの経済成長率は，内戦終結後の2012年には過去最高の9.1％を達
成したが，その後成長は緩慢で，2016年 4.5％，2017年 3.4％，2018年 3.2％
と減少傾向にある．経済成長を支えているのは第 2 次，第 3 次産業であり，繊
維・衣類製品などの工業や通信・運輸・金融などのサービス業がGDP向上に
貢献している．2019年は同年 4 月の同時爆破テロ事件の影響で観光業をはじめ
としたサービス業の業績が低迷し，後半は回復をみせたものの，経済成長率は
2.3％にとどまった[3]．ASEAN諸国の成長率の足元にも及ばない．世界銀行の発
表では，GNIが4060ドル（2018年）から4020ドル（2019年）に減少したため，高
中位所得国から低中位所得国に格下げとなった（2020年 7 月）[4]．2019年の失業率
は4.8％，全国消費者物価指数は3.5％と安定している．貿易収支は80億ドルの
赤字で前年比22％減，経常収支は18億ドルの赤字で前年比36％減と改善がみら
れた[5]．

　2019年末の対外債務残高は559億ドルであった．これは名目GDPの66.6％を
占め，同国経済の脆弱性を示しており[6]，中国の債務の罠にかかっていることは
度々報道されている．たとえば，同国南部のハンバントタ港の建設費用の中国
への債務返済と引き換えに，同港の運営権を99年リースで中国に引き渡したこ
とは典型的な例である．

　2020年第 1 四半期（1 - 3 月）の実質経済成長率は，前年同期比マイナス1.6％
で，過去10年で最低の成長率であった[7]．

　コロナ課題について，2020年 3 月19日から全土に厳格な外出禁止令が約 2 カ
月間発令されたため，今後発表される経済統計は深刻な悪化が予想される．通
勤を含む外出が禁止されたことによる経済活動の停止，外国人観光客数の激

減，海外出稼ぎ労働者のスリランカへの仕送り額の減少など，2020年第2四半期以降の同国経済のマイナス要因である．

スリランカも他国同様，所得格差と分配の不平等が蔓延している．最も貧しい20％の人々は全体の4.8％を，中間層60％は44.4％を，最も富裕の20％の人々は全体の50.8％を占めている［HIES 2016 : 13］．

6－2　外交政策

1948年に英国植民地から独立後，非同盟の立場をとっている．隣国インドは，経済的，歴史的，文化的にも関係が深く，安全保障の面でも重要な国である．インドおよび，同じく南アジアのパキスタンとは自由貿易協定を結び，経済協力を推進している．

日本とは長年友好関係にあり，1986年以降，同国の援助国であった．日本は病院や教育施設などの無償資金協力，技術協力や円借款事業，ボランティアの派遣により同国の発展に協力してきたことはよく知られている．米国は最大の輸出先である．輸出品目は衣料品，ゴム製品，卑金属，食品，飲料である．輸入はインドと中国からが多い[8]．2009年には日本に代わって中国が同国の最大の援助国となった．南部ハンバントタ県の港や空港，コロンボ市に建設されたロータスタワー，コロンボ港付近の埋め立てにより建設中のポートシティは，中国が同国への進出を示す代表的なプロジェクトである．

6－3　教育と医療

スリランカは1948年独立後から「すべての人々へ教育を」をスローガンに教育の民主化を進め，公教育は国家が93％の学校を運営し，初等教育から大学まで無料の教育制度を布いている．イギリスのGradeシステムであり，全国統一試験がある（表6-1）．義務教育は初等教育（primary）5年間（6-10歳），中等教育（Junior Secondary）4年間（11-14歳）の計9年間である．教育に対する国民の関心は高く，小学校では教科書や制服が政府から支給され，小学校の修了率は98％である．しかし，14歳までの義務教育を修了するのは80％で20％が中途退学する．低い教育遂行能力により，もしくは貧困のため，また，農村や農園では学校設備の不足などにより，実際にはすべての子どもが初等，中等教育ま

表 6 - 1　スリランカの教育システム

・Grade 1 - 5 Primary	6-10歳	初等教育　　　修了率98% 全国試験
・Grade 6 - 9 Junior secondary	11-14歳	中等教育　　　修了率90% ―ここまでが義務教育
・Grade 10-11 Senior secondary	15-16歳	Grade 11 全国試験 Ordinary Level exam
・Grade 12-13 Collegiate	17-18歳	高等教育 (O Level exam合格後) Grade 13　全国試験 Advanced Level exam (大学入学試験)
・University ～Graduate	19-22歳	大学入学 (A Level exam合格後) に約１年待ち (教育環境未充足のため) 社会に出るのは24歳位

出所)　https://www.webio.jpをもとに磯邉作成.

表 6 - 2　セクター別の就学率　　(単位：%)

Sector	Level of education　各項目						
	未就学	初等 教育	中等 教育	高等教育 資格	大学入学 資格	大学 学位	特殊 教育
Sri Lanka	3.3	23.5	44.1	15.3	11.1	2.7	0.1
Urban	2.4	19.3	40.4	18.4	14.7	4.7	0.1
Rural	3.1	23.5	45.0	15.1	10.8	2.4	0.1
Estate	10.1	39.6	41.8	5.4	2.6	0.4	0.1

出所)　HIES [2016：75].

で修了できていない (表 6 - 2). ５年生時の全国試験の結果, 成績のよい者は希望の学校を選ぶことができる. 高等教育入学資格試験 (O Level：合格率は30-40%), 13年生時の大学入学資格試験 (A Level) がある. A Levelは日本の大学入学試験に相当するが, 大学の受け入れ定員が限られているため, 高得点をとった者のみが入学できる. A Levelへの進級率は22-23％と低く, 大学進学者は2.5％程度である.

　一方, 初等教育と中等教育のアクセスと範囲を確保することに成功したものの, 教育の質の低さが深刻な問題となっている. 国立大学は, コロンボ大学やペラデニヤ大学など15校あるが, 大学の入学率は他のアジアの平均７-８％に比べてきわめて低い. また, 医療やIT, 経済, 法学などを除いて多くの卒業生が国内外において学位を生かすことができず, 就職が困難である.

　民族や宗教別の政策や制度をもたないスリランカにおいて, 特定の民族や宗教を学校名にもつ公立学校が存在している. コロンボ市内にも, ヒンドゥーカレッジ, モスリム・レディースカレッジ, ブッディスト・レディースカレッジ, アルハジラ・モスリム校などがある. これらの学校に在学するのは, 校名

の民族や宗教をもつ生徒がほとんどである.

　公立校では, 初等教育から中等教育まで宗教が必須科目であり, 各自が自分の宗教の教えを教科として学校で学ぶ. また, 始業時にお経を読み, 祈りを捧げ, それぞれの宗教行事を学校で祝う. 教育において宗教が重要な位置を占めていることも民族・宗教別の公立学校が継続している背景である. しかし, 他民族や他宗教の者と交流せずに学校生活を送ることは民族理解を妨げる一因となりやすい. 就学率において地域別・セクター別(都市・農村・農園)の格差がみられる. 農園(estate)では, 経済的理由により退学する生徒が多い. 農村(rural)では家事家業手伝いである. また, 教育を望まないというのがどのセクターも30%台であり, 初等教育(primary)卒業時期から始まる各進級試験が意欲を失くしている可能性が高い. Grade10-11卒業後のO level試験(高等教育資格)や高等教育卒業後(大学入学資格)のA level試験待ちも退学理由となっている(表6-3).

　医療制度は南アジアの中でも充実しており, 国民は無料で受診, 治療, 入院, 手術, 医薬品ともに公的医療を利用することができる. しかし, 公立病院は予算と人的能力の制約から品質・効率の低下を招いている. 待ち時間が長い, 手術は半年から1年待たされる, 高額な医薬品は自費を求められることもある. 約30年間紛争の影響を受けた北・東部は病院の医師やMOH(保健管理医)は都市の1/10にも満たない. 当国は医師や熟練看護師が不足している. 2018年医師数および人口比率は1万9720人(1人/1100人), 看護師数は4万6024人(1人/478人)である. 助産師数は5811人(1人/3800人), 保健師数は(1人/7万人), PHI(公衆衛生検査官)数は1697人(1人/1万3000人)である.[9]

　予防接種は, MOH(Medical Officer of Health)クリニックにて無料で受けられる. 下痢や呼吸器感染症, デング熱など従来の感染症もいまだに蔓延しているが, 近年はがん, 循環器疾患や糖尿病などの生活習慣病が増えており, 国立が

表6-3　学校の退学理由　（単位：%）

Sector	経済的問題	家事家業手伝	障がい病気	教育を望まない	O, もしくはA level資格待ち	A level資格取得	他
Sri Lanka	9.8	9.6	1.8	37.2	15.7	11.6	14.3
Urban	11.3	7.8	1.6	35.8	16.3	14.8	12.4
Rural	8.6	10.0	1.7	37.4	15.8	11.5	14.8
Estate	19.9	9.0	3.8	38.1	12.4	3.9	12.8

出所）HIES［2016：84］.

ん病院と国立循環器病院は満床である．私立病院は待ち時間は少ないが，公立病院の医師が夕方から勤務するため，昼間は専門医が不在で救急で駆け込んでも診てもらえないことがある．しかも高額のため，手術を受けるときは無料の公立病院がよい．農村や農園地域には，私立病院はほとんどないため，MOHクリニックや公立病院にかかることが多い．専門医のいる都市部の国立総合病院や私立病院に行こうとすると，交通費や時間もかかるため足が遠のく．貧困家庭はすぐに治療に行かないことがあり，治療を伸ばし悪化し，手遅れになることがある．症状が改善しない場合は，自宅に連れて帰ることが多く，家族だけで看なくてはならない．

　スリランカは家族計画の普及および母子健診システムにより，妊婦健診率は95.6％，施設での出産率は95％，乳児死亡率は 6 /1000対，妊産婦死亡率は32/10万対（2018年[10]）である．妊産婦の死亡要因の多くは出血や子癇である．母体の健康状態が良好でない場合は，早産や帝王切開出産，低出生体重児を招いている．また，すべての子どもの17％に発育阻害（年齢相応の身長不足），18％に消耗症（身長相応の体重不足[11]）がみられる．州や地区，都市，農村，農園，元紛争地域などの情報から地域格差が大きく，そこでは人々への教育や医療の質改善が急務である．

　前述と重なるが，最近の疾病傾向は伝染性疾患の重要性が薄れる一方，生活習慣病，精神疾患，事故などの非伝染性疾患に変化している．入院のトップは怪我であり，虚血性心疾患，肺疾患，脳血管疾患，がん，糖尿病などが続く．しかし，赤痢，結核，マラリア，デング熱などの感染症は依然みられる．

　病院にかかる理由は，農園（estate）では病気の治療が多いが，都市（urban）は健診と相談，予防接種などでかかる人も多い（表6-4）．

表 6 - 4　病院にかかる理由
（単位：%）

Sector	病気の治療	怪我の治療	健診と相談	予防接種	感染症や病気の治療や注射	他
Sri Lanka	78.0	4.1	13.0	1.4	0.7	2.8
Urban	68.1	4.0	19.5	2.4	1.3	4.6
Rural	79.2	4.1	12.3	1.2	0.6	2.5
Estate	84.1	3.9	7.8	1.3	0.2	2.6

出所）　HIES［2016：90］．

6-4　労働事情と女性の労働参加率

スリランカ統計局の2019年の調査によると，労働人口は859万人である．労働参加率は男性73.0％，女性34.5％である．女性の労働参加率が低く，明確な改善傾向もないことが課題である[12]．

2018年の統計によれば，都市・農村・農園の区分による女性の労働参加率は順に30.0％，33.6％，48.7％であり，農園部が比較的高い[13]．茶園における女性の労働参加が貢献しているとみられる．当国は農村人口が全体の77％を占めていることから[14]，農村女性の労働参加率の低さが，女性人口全体の労働参加率の低さに影響を与えていると考えられる．女性の最終学歴別労働参加率を見ると，大卒女性は81.8％と労働参加率が高く，高卒女性も46.1％と平均を上回っているのに対し，中卒以下の女性は27.2-29.8％と低い．女性の非労働人口が労働しない理由は，女性は，「家事に従事」が61.9％と圧倒的に多く，次が就学中（15.8％），退職・高齢（14.9％）である．

したがって，女性の労働参加率の低さには，農村における中卒以下の女性が，家事に従事していることを理由に社会で労働参加していない現状が浮かび上がる．これにはさまざまな理由が考えられる．一般的に家事負担を軽減する加工食品や近代的調理器具の活用がきわめて少ないスリランカ農村の家事労働には多くの時間や労力を要する（**表6-5**）．家事労働の合間に従事できるパートタイムのような仕事の機会が限定的である労働環境に起因する理由のほか，家事分担が女性に偏り，母親は家にいることが期待される文化・社会的な背景もある．しかし，実際には，農村女性は家事労働に加えて，農作業を手伝ったり，縫い物などの内職をしたり，インフォーマルな労働に参加している．それらは統計に現れていない可能性が高い．

女性の賃金が男性に比して低いことも，女性の労働参加意欲を阻害する１つ

表6-5　料理燃料のタイプ　（単位：％）

Sector	薪	ガス	ケロセン	他
Sri Lanka	68.6	29.1	1.2	1.1
Urban	25.1	68.6	4.5	1.8
Rural	76.8	21.7	0.6	1.0
Estate	85.8	12.9	0.9	0.4

出所）HIES［2016：111］．

表6-6　セクター別世帯所得（平均値・中間値）　（単位：Rs）

Sector/Province/District	平均値	中間値
Sri Lanka	62,237	43,511
Urban	88,692	57,833
Rural	58,137	42,133
Estate	34,804	29,134

出所）HIES［2016：7］.

の理由である．2018年の統計では，月給取得者の月額賃金の平均は男性Rs. 4万159（2万5387円），女性Rs. 3万1974（2万213円）であり，女性は男性の賃金の8割の賃金しか得ていない．日給労働者の月額賃金の平均はさらに男女格差があり，男性Rs. 2万4680（1万5602円），女性Rs. 1万2784（8082円）と，女性は男性の賃金の5割しか得ていない[15]．ただし，統計的な平均値であり，職種や職位，個人によって差がある．

　居住地域別の賃金平均をみると，月給取得者，日給取得者ともに，都市部が高く，農園部が低く，農村部はその中間である（表6-6）．農園地域および一次産業の賃金が低く抑えられている．なお，2019年の18歳以上の労働人口における失業率は4.3％であり，男性 3.3％，女性 7.4％である[16]．

6-5　女性の海外労働

　海外労働者の本国への送金は，当国の最大の外貨獲得源である．このため政府は，1980年代より継続して海外への出稼ぎを奨励してきた．1995年からは，女性の海外労働者の渡航数が男性を抜くようになった．女性の出稼ぎ労働者は，9割以上が家事労働者として中東諸国へ渡航した．

　その後，女性の海外労働者の出稼ぎ先での不当な扱いや健康被害，人権侵害，スリランカに残された母のいなくなった家庭や家族の社会問題などが深刻化したため，政府は2005年頃から政策を見直し，男性や技術職の海外労働を奨励するとともに，女性の海外労働者の最小年齢を18歳から21歳へ引き上げ，5歳以下の子どもをもつ女性は渡航禁止とした[17]．違法業者による被害も問題となっていたことから，2009年には，海外雇用局が違法業者の取締りができる仕組みが導入された．2008年には，男性の渡航者数が女性の数を上回るようになった．韓国と協定を結び，男性の韓国への出稼ぎを奨励したことも一因である．

　2018年には21万人が海外労働を目的として渡航している．男性 61％，女性39％であり，男性の数が女性を上回る状況が継続している．女性海外労働者の大多数（2018年 76％）が家政婦として働くことに変わりはない．渡航した女性の出身県は，都市部からの出稼ぎが多いことがわかる[18]．農村や農園の女性が出稼ぎに行くというイメージは過去のものになりつつある．

　近年では日本に渡航する者が増えており，2017年には402人，2018年には746人が雇用目的で日本に渡航した．2018年の渡航者の内訳は，技能職 284人，専門職 226人，非技能職 167人，その他 69人である．男性 648人，女性 98人と男性が多い[19]．

　2020年 5月以降，パンデミックの影響で職を失った海外労働者がスリランカに戻りつつある．最低 4万人の海外在住のスリランカ人が帰国を希望していると報道されており，帰国便の就航を待っている者も多い．帰国した者の再就職や，仕送り収入が途絶えた家庭の経済状態の悪化が今後課題となる．

6-6　少数民族・カーストに関する政策

　スリランカでは，民族やカーストによる格差を是正するための政策や制度はなく，公的サービスはすべての国民に適用されている．英国時代に茶園労働者として南インドから移住したインドタミル民族が居住する農園地域では，保健と教育サービスが農園会社によって運営され，国の保健・教育サービスと切り離されていたが，政府は，1997年から約10年間かけて，同地域の教育・保健サービスを国の制度に統合した．2003年から市民権（NIC；National Identification Card）がすべての移民へ付与されたこともある．

　当国はインドのカーストほど強くなく，近年はカーストの意識は希薄になりつつある．しかし，婚姻の際にはお互いの家族が属するカーストを意識する習慣が残っている．シンハラとタミルは異なったカースト制度をもっているが，いずれも職業カーストでは漁民，陶器づくり，踊り子，絵描きなどは低い．一部の職業とカーストは現在も繋がりが残っている．先祖から受け継ぐ苗字がカーストを表している場合もあり，誇りにしたり，逆に改名する人もいる．カーストを意識する習慣がなくなったわけではないが，カーストの話題は一種のタブーであり，国勢調査などでもカーストに対する質問はないため，カースト意識や差別の有無を定量的に示す資料はない．

　婚姻と相続は，一般的にはローマンダッチ法を受け継ぐ婚姻登録条例
（Marriage Registration Ordinance）が適用されるが，各民族の習慣法も適用されて
いる．キャンディ王朝時代に遡ってキャンディ地方出身であることを示すこと
ができるシンハラ民族は，キャンディアン婚姻・離婚法（Kandyan Marriage and
Divorce Act）のもとで結婚し，同法の適用を受ける．ジャフナ半島に先祖が居
住していたことを示すことができるタミル人には，婚姻にかかる財産の継承に
関してテサワラマイ法（Thesavalamai Law）の適用を受ける．ムスリムには，ム
スリム婚姻・離婚法（Muslim Marriage and Divorce Act）が適用される．

6 - 7　高齢者の状況[20)]

　当国では60歳以上を高齢人口と呼び，60歳以上は12.4％で，15-59歳（62.4％）
の生産年齢人口が多い．しかし，人口ピラミッドは徐々に先進国型に近づいて
おり，2041年には，三角形のピラミッド型から，中高年，高齢者が増えつつ，
壺型の傾向が予測される（図6-1[21)]）．Kunaratnam[22)]の調査によると無料の保健医
療サービス（free health services）により，高齢者人口が増加しつつある．内紛
終結後に高齢者の健康管理の問題が急速に増加した．Vavuniya地区では8790
人の高齢者が子供たちと一緒に住んでいる．60歳から75歳までの高齢者の調査
では，女性の高齢者は男性の高齢者より自身の健康に関心が高い．そのためか
配偶者と一緒に住んでいる高齢者男性は自身の健康管理ができている．単身の
女性高齢者は自分たちの健康問題を率直に話し，自分たちのための健康管理を
見つけようとしている．高齢者のほとんどが公立病院に行き，年金受給者や勤
労所得者は民間病院や診療所に行くこともある．宗教礼拝や宗教活動に従っ

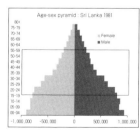
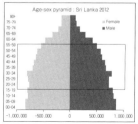
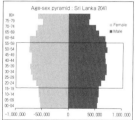

図6-1　高齢化の流れ（三角形から壺型へ）

出所）Sri Lanka Annual Health Statistics [2018a]．

て，高齢者の中には共通の生活習慣がみられた．高齢者の多くは西洋医学を利用し，彼らのほとんどが伝統医療のアーユルヴェーダやシッダ（神通力）やself-medicineには従ってはいない．

　彼らの60％が障がいや病気や虚弱，慢性病のために，月1回診療に通っている．教育，収入，家族の援助，家事や食事を利用できることは高齢者の健康の決定要因である．高齢者の健康管理不足や障がいを克服するための健康管理と援助は政府機関およびその他の組織が支え強化されるべきと示される．最近，都会では1人暮らしの高齢者も増えており，伝統的大家族の中で過ごす高齢者ばかりではなくなっている．高齢者の保護について積極的な取り組みに着手すべき時期に来ている．

6－8　COVID-19対策 2021 [23)-29)]
一困窮者はさらに困窮に一

　2020年からスリランカのCOVID-19の動向をスリランカ保健省（Epidemiology Unit, 以下，保健省疫学課）の資料〈www.epid.gov.lkweb/〉より情報を集め，検討した．2020年3月11日に初めて感染者が発生した．政府は陽性者の拘束，接触者の追跡や隔離，渡航制限などの戦略で臨んだ．3月13日には商用航空便到着を全面停止，3月20日から全国外出禁止令を5月中旬まで布いた．徹底した対策により4月には，コロンボ市内感染者はゼロに留まった．しかし，当初の陽性者は観光客や出稼ぎ帰国者であったが5－6月には海軍基地950人（濃厚接触者含）や，更生施設651人（同様）に集団感染が起こり，10月には縫製工場などに集団感染（第2波）が起こった．西部州コロンボなどの密集地域には休日外出禁止令や他州移動禁止が布かれた．

　再度の外出禁止令は，人々の経済活動を圧迫，国民を困窮状態に陥らせ，生存や生活の機能（ケイパビリティ）を低下させた．とくに日雇い労働者や低所得者，密集地域の狭い住居に住む人々が直接的被害を被った．

　政府は3月に低所得世帯や高齢者，障がい者にRs.1万（約6000円）の無利子ローンを発行，4月に日雇い労働者など失職者にRs.0.5万/月（約3000円）を配布した．10月，11月には特定地域で同額を支給した．外出禁止令地域，濃厚接触者自宅隔離の低所得世帯には米，豆，砂糖，紅茶，ココナッツを配布，事業者（さまざまな業種）ローンおよび個人ローンを負っている人へ返済繰延，西部

州（コロンボ，ガンパハ，カルタラ県）の都市の生徒は2020年度は 3 カ月程度の登校日に留まった．ただし，オンライン授業はスマートフォン，PCのない生徒は授業困難であった．

　11月には，1 日2193人が外出自粛令違反，338台の車が没収された．暑いのでマスクを外してしまう傾向にあった．店舗に入るときは記帳があり，感染者が出れば追及するためであったが，記帳ノートやペンが汚れていた．

　医療対策では，濃厚接触者は家族毎に 2 週間隔離され，家族の経済活動は落ち込んだ．国内には元々デング熱があるため，病院の感染症病棟は日頃から準備されていたが，新型コロナウイルス感染症対応の施設を増設した．重症者は入院隔離し，軽症者は大学の寮，アーユルヴェーダ病院，軍のキャンプ，私立病院，職業センター，ホテルなどの中間センターに収容された．しかし，感染を認識しないまま，自宅や病院で死亡する人もいた．そのため無作為抽出により公病院の患者，州境の通行者，輸出加工区工場勤務者，工事現場工員，死者にPCR検査を行った．民間企業や建設現場などの職場でも，企業が負担してPCR検査を義務づけた．就職時は，私立病院で実施するPCR検査証明が必要だがRs.8500（約5300円）を自費で支払う必要があるため受けない人もいた．当時の政府の直接的対策は下記である．

- 陽性者で症状のある場合：指定病院で治療，症状消失まで14日以上の入院
- 陽性者だが症状なしor軽症の場合：60歳以上or基礎疾患があるとき，14日以上入院
- 上記以外の場合：中間ケアセンターに強制的に14日間滞在，症状がなければ退院
- 陽性者との濃厚接触者：強制的自宅隔離，困難な時は隔離センターで14日間滞在隔離，終了後は終了証明書の発行がされた
- 陽性者の90％は，救急車もしくは軍隊車両で24時間以内に搬送
- ICUの収容：都市郊外の病院も対象病院

　以上の策がとられたものの，第 2 波以降，減らないCOVID-19感染者に対し，生活困窮者への対応，人々の社会生活の維持（職場，学校，家庭生活）への課題が続いている．困窮者はさらに困窮生活に陥っている．

　2021年 1 月 7 日インドは，ワクチン供給はスリランカを優先する準備がある

と述べ，保健大臣はアストラゼネカワクチンの手配と受給対象者グループの検討をすると述べた．

　7月に入ると，一挙に陽性者が増加し，8月中旬以降は，4000人/日を越えることがあった．8月20日から発令された外出禁止令の効果により，わずかに減少しつつあるものの，9月3日：3644人，全国陽性者：45万1401人，死亡者9806人である．

・8月20日から始まった全国外出禁止例が2回延長され，現在は9/13早朝までが発令されている．

・外出禁止例発令中は，必須サービス（警察，軍隊，医療従事者，その他）以外は外出や出勤はできない．輸出産業，運輸業，オンラインのスーパーや食品デリバリーなどは許可を取得し稼働している．

・日雇い労働者やインフォーマルセクター従事者は，外出禁止例が発令されると収入の機会が閉ざされた．最近は日雇い労働者や貧困者層を対象としたコロナ給付金，1回Rs.5000は厳しい財政状況から支給されていない．一時，大統領コロナ基金から貧困者層にRs.2000を支給する一説があったが，実際は未定である．

・労働統計（2020第四四半期）は2020年以降，失業率は5％台に上昇しており，とくに女性の失業率が8-9％台に上昇している．

　2021年9月，保健省・保健局が中心となり，陸軍の協力も得て，下記のワクチンにより，西部州在住者と高齢者への接種から始まり，30歳以上を対象に全国で接種が進められている（**表6-7**）．

　西部州の都市の学校は2020年後半閉鎖中だったが，2021年1月25日から高校入学（11年生：O level）試験のみ登校可，3月15日から全学年再開した．他州は全学年登校（1週間毎）であった．集団感染のあった地域，生徒や濃厚接触者が陽性となった学校は閉鎖，塾も閉鎖，大学も閉鎖となった．オンライン中心，試験時は大学個別対応，大学は寮生が多いため再開し難かった．外出禁止令では違反者が多く，中には拘束，留置の策がとられた．

　その後，感染が落ち着いたため，3月29日に全学級で学校が再開されたが，第3波の影響で感染者数が再び急増したため，4月27日から全国休校となり，現在に至るまで全国全学年休校の状態である．2021年9月現在，11年生以外の生徒が登校できたのは実質2週間ほどである．

表6-7　ワクチン接種状況 2021,Sep

COVID-19 Vaccination	
ワクチン名　回数	接種者数
AstraZeneca Vaccine	
1st done	1,392,807
2nd done	886,261
Sinopharm Vaccine	
1st done	9,966,820
2nd done	7,016,449
Sputnik Vaccine	
1st done	159,088
2nd done	25,489
Pfizer Vaccine	
1st done	313,994
2nd done	187,606
Moderna Vaccine	
1st done	772,024
2nd done	685,377

出所）　https://covid19.gov.lk/covid-19-stats.htmi

　休校の指示は，学校（1-13年生まで），大学，公立，私立，国際関連校，学習塾すべてある．オンライン授業が導入されているが，生徒や家庭にとっては，遠隔地ではネット環境が悪く，貧困層の過程ではスマートフォンやタブレットが買えない，一家に1台しかない，などの課題が大きい．

　教員は，自主的にオンラインなどで自宅から授業を実施しているが，教育事務所から通信料金やスマホなどの機器購入に対する補助がないことを理由に，8月は教職員組合がストライキとデモを行っている．

6-9　国内の地域格差
―都市・農村・農園―

　多文化多民族社会で暮らす人々の生活は，県別・地域（セクター）別の格差に現れている（**表6-6**，**6-8～6-15**）．とくに都市（urban），農村（rural），農園（estate）のセクター別では，人の基本的能力である教育や生活水準に大きな差がみられる．農村には国の人口の7-8割が住んでいる．紅茶・ゴム・ココナッツなどのプランテーション（農園）には約100万人が住み，全人口比率は少ないが，とくに紅茶産業は長い間，当国の主要産業の輸出に貢献してきた．今なお，インドに続く世界第2位の紅茶生産量を保っている．しかし，地域セクタ

表6-8　安全／不完全な飲料水（単位：%）

Sector	safe	not safe
Sri Lanka	88.8	11.2
Urban	97.8	2.2
Rural	89.3	10.7
Estate	44.7	55.3

出所）HIES［2016：105］.

表6-9　トイレ設備　（単位：%）

Sector	住宅内専用トイレ	共同住宅共同トイレ	公衆トイレ	トイレ無し
Sri Lanka	91.7	7.5	0.4	0.4
Urban	91.9	6.6	1.6	—
Rural	92.4	7.0	0.1	0.5
Estate	77.3	19.8	2.6	0.4

出所）HIES［2016：108］.

表6-10　セクター別家屋の種類　（単位：%）

Sectors	一戸建て	壁続きの建増	アパート共同住宅	複数世帯長屋	スラムテント	他
Sri Lanka	93.4	0.9	0.7	4.0	0.8	0.2
Urban	88.3	2.7	3.7	3.9	0.9	0.4
Rural	97.9	0.4	0.1	0.7	0.8	0.2
Estate	30.6	1.4	0.1	67.1	0.3	0.5

出所）HIES［2016：101］.

表6-11　セクター別家屋の寝室数　（単位：%）

Sector	0 rooms	1 room	2 rooms	3 rooms	4 rooms	5or more
Sri Lanka	2.0	17.3	35.4	31.1	11.1	3.2
Urban	3.0	18.8	38.3	27.2	8.2	4.6
Rural	1.5	15.3	34.9	33.0	12.2	3.0
Estate	7.0	47.2	33.6	9.9	1.7	0.6

出所）HIES［2016：102］.

表6-12　情報，視聴機器　（単位：%）

Sector	ラジオおよびカセット	テレビ	VCD/DVD players	パソコン	無し
Sri Lanka	63.2	86.3	36.8	20.3	7.3
Urban	61.7	88.9	40.7	34.0	5.9
Rural	64.0	86.1	35.5	18.2	7.3
Estate	54.9	81.2	45.1	5.4	11.6

出所）HIES［2016：98］.

表 6 -13　家庭電化製品
（単位：%）

Sector	ミシン	洗濯機	冷蔵庫	調理器（ガス, 電気, ケロセン）	扇風機	不使用
Sri Lanka	39.0	20.3	52.9	53.9	61.5	20.4
Urban	44.1	40.2	68.8	81.1	83.3	5.6
Rural	39.1	17.1	51.4	48.9	59.2	22.2
Estate	16.1	2.5	17.3	40.1	17.9	44.3

出所）　HIES［2016：99］.

表 6 -14　学校への通学距離
（単位：%）

Sector	1 km 以内	1 km- 3 km	3 km- 5 km	5 km- 10km	10km 以上
Sri Lanka	22.7	36.0	16.1	14.2	11.0
Urban	29.5	35.9	15.4	10.1	9.0
Rural	21.1	36.0	15.9	15.3	11.7
Estate	24.7	37.2	21.4	10.5	6.2

出所）　HIES［2016：86］.

表 6 -15　電話設備の種類
（単位：%）

Sector	固定電話 のみ	携帯 のみ	固定と 携帯	電話 無し
Sri Lanka	3.3	61.9	26.3	8.5
Urban	3.0	56.8	35.5	4.8
Rural	3.1	63.4	24.6	8.9
Estate	7.7	53.3	22.4	16.6

出所）　HIES［2016：97］.

ー別の教育や生活水準は，家屋やインフラなど，すべてにおいて農園地域は他に比べて低水準でとくに所得は，他セクターに比べ最も低い（図 6 - 2 ）（その背景は次節で詳述する）.

　県別の所得の高い地域は，コロンボなど都市部，ガンパハや南部のゴール，ハンバントタ（ラージャパクサ大統領出身地），観光地のポロンナルワやアヌダーナプラであり，低い地域は中央山岳部に位置する農園地域のヌワラエリヤ，内紛が長く続いた北部のジャフナ・ムラティブ・キリノチチである（図 6 - 3 ）.

6 -10　農園地域の人々の機能とケイパビリティ

　いのちの危機が迫っている地域は至るところにある．同時に 1 人ひとりの生き方の自由が困難な地域も多く存在する．すなわち市民的，政治的，福祉的自

78

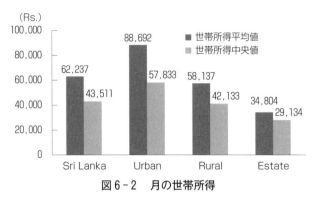

図6-2　月の世帯所得

出所）HIES［2016］.

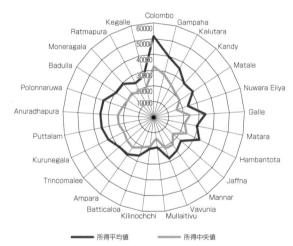

図6-3　25県別所得の平均値と中間値

出所）HIES［2016］.

　由へのプロセスに制約を受けている人々がいる．言い換えれば，その人が自ら
価値があると考える人生を選択することが困難な人々がいる．自由の制約に関
して，厳しい現実があれば障がいとなっている要因を取り除かなければならな
いが，要因や解決策へのプロセスにおいても困難があれば，その要因について
追及することが必要である．
　本節では，国内で人々の健康や生活が最も低水準にある農園セクターの人々

に焦点をあてる．農園セクター（以下，農園地域）は，エステート（estate）と呼ばれ，全人口に占める割合は少ないが（約100万人），人々の福祉的自由が乏しい地域である．当該地域の人々のケイパビリティの向上を目指すところは，さまざまな不利性をもつ他の地域の人々の困難に対しても，向かうべく開発の方向性を示すことになろう．

1）農園セクターと移民史

スリランカは近年，商業・サービス業などの第三次産業がGDP向上に貢献している．しかし，紅茶やゴムなどの第一次産業はいまだに国の重要な基幹産業である．とくにセイロン紅茶で知られる中央部山岳地帯には広大な茶畑が拡がり，インドに続く世界有数の茶の生産量を誇っている．そして，今なお農園の基幹労働の多くは1800年代イギリス植民地時代にインドから渡った移民（末裔）の人々が担っている．

農園（プランテーション）とは，主に途上国における大土地所有で，賃金労働力に依存して限られた単一作物である茶，ゴム，ココナッツなどの農作物の生産と販売を行う先進資本主義国の会社所有の農場であり，多くは欧州先進国の植民地展開に端を発している．イギリスの植民地下（1796-1948）に展開したスリランカの紅茶産業は，労働力を現地のシンハラ人に求めるのではなく，安価な労働力として南インドの貧しいインドタミル人を移住させ成功を治めた[30]．

農園に移り住んだインド人移民にとって，それは受容と排斥の歴史であった[31),32)]．農園会社と労働組合との連携による労働組織は，労働者の生活そのものも管理下におき，過酷な労働条件と最大限の生産量を命じた．農園の生活者となった人々は，女性は茶摘み，男性は草取りや農薬散布などの末端労働を担い，その立場は長年勤めても変わることはなかった．さらにスリランカ社会においても，従来から住む北部のスリランカタミル人とも区別をされ，低いカースト[33]の扱いを受け，食用作物を生産している農民よりも貧しく，栄養，教育でも劣っており，2003年すべての移民に市民権（NIC；National Identification Card）が与えられるまで，政治的，経済的，社会的アクセスにさまざまな制約を受けてきた．

ラインルームと呼ばれる窓のない狭い集合住宅（長屋）に多人数の家族で住み，単純な食を摂り，医師のいない診療所にかかり，小学校までの教育を受け，山中で生活を送る人々は外界と断絶され，外部からの啓発の機会をも失く

した．さらに長い間，農園独特の労働構造下で従属的生活におかれた人々のアイデンティティに「従属的症候群」と称されるディスエンパワメント（心理的非力化[34]）を生じ，低い所得と教育，保健水準，それらが引き起こすさまざまなリスクへの脆弱性は人々のエンタイトルメント（権原[35]）を低下させた．

　人間らしい生活を送るための基本的権利，政治的，経済的，社会的自由に関する要求，教育，文化，他とのコミュニケーションの機会，人間としての尊厳，自信や自尊心など人のもつさまざまな機能を低下させる要因となった．自らの生き方を自由に選ぶことや営みたいと考える生活を送ることは困難で，いわゆる農園労働者であること，インドタミル人であること，それ自体が人間貧困であった[36]．

　スリランカの国際輸出主産業の底辺を支えたインド人移民は国際的にも注目されることはなかった．遅れた要因は，1948年イギリスが去った後も組織的な社会集団・労働構造の形成が続けられたこと，居住地域を固定され，政治的，社会的機会のアクセスが乏しかったこと，1956年のシンハラオンリー政策（シンハラ語を公用語とするシンハラ優遇策）は，北部を拠点とするスリランカタミル人だけでなく，インドタミル人への民族の排斥運動に波及したこと[37]，独立後のインド政府とスリランカ政府の住民権の争いによって，インドタミル人移民が市民権を得ることが困難になったことだといわれる．

　人々は，度重なる政策変更に翻弄されたが，1970年代からプランテーション内の学校が政府に統合されるようになり，2003年には全移民へのNIC付与により，公教育や公的医療を受けられるようになり，移動や職業選択も可能となった．しかし，歴史に刻まれたさまざまな苦難は容易に除かれることはなく，今なお，民族的差別や農園労働者に対する職業差別など，社会的差別の対象者の位置づけに変わりはない．

2）農園セクターにおけるケイパビリティ・アプローチの意義

　農園の末端労働を担うインドタミル人（以下，タミル住民）にとって，人の能力向上を図るための政治的自由，市民的自由，福祉的自由はとくに重要性をもっている．国内には農園が約280カ所あるが，中央部山岳地帯の農園に居住するタミル住民は，国の発展から取り残されている．そのため人間らしい生活や教育，搾取のないまともな職業，身体の安全と保護，必要な保健医療サービス，人間としての潜在能力を開発し実現する自由など，実質的な自由の優先性

が求められている．

　人間開発の視点からは，個々人が自由を享受し，権利の享受（教育や保健医療，人並みの生活水準）を確実にできるとき，または保障されているときに人権や自由の実現が可能になる．こうした権利に謳われている自由の享受は，人権を脅かす日常からその人を護るのに十分な社会の仕組みが整備されているときに実現する．

　「半奴隷的な境遇に生まれ落ち，拘束的な状態にある労働者，抑圧的な社会で束縛的な状況におかれている人，自己の労働力以外に格別な実質的稼得手段をもたない人は，福祉の観点から剥奪されているばかりではない．彼らは責任ある生を送る能力という観点からも剥奪されている．なぜなら，責任ある生を送る能力は基本的諸自由をもつことに依存するものであるから，責任はその前提条件として自由を要求するのである[38]」．

　農園のタミル住民にとって，ケイパビリティとはさまざまな機能を達成できる実質的な自由を指している．ケイパビリティの自由の本質としての役割は，人間の生活を豊かにするうえで本質的な自由の重要性に関わることであり，それは人並みの生活を送ることができる自由だけでなく，政治や経済，社会参加，民主主義の可能性に関わることである．すなわち自由は人の権利であり，人の生活の豊かさそのものであり，人間らしく生きるための目的であり手段であり，自由そのものの価値を重視する視点を提供することである．したがって，スリランカの基盤産業に関わりながらも，長い間NICを得ることができなかった人々の基本的自由は，人並みの教育を受ける，まともな住居に住み，予防可能な疾病や早死を免れる（長命），人並みの所得を得ている，などの人の本質的自由に関わる人の能力であり，社会政策としてスリランカ人と同じように保障されなければならない．移動や住居の選択の自由，そのための経済的手段によって可能となるさまざまな機会も含まれる．生命・生活に関わる機能だけでなく，社会的存在としての人の多様性，異質性をも考慮に入れた多元的な人の能力をも含んでいる．政治的自由は選挙権だけでなく，地域社会の活動への参加，公の討論への出席，政治への意思決定の参加，さらに民族や職業，移民という出自により社会的疎外や差別を受けないなどの能力も含まれる．

　これらの自由への取り組みは，人が大切にしたい，または価値があると考える人の能力のすべてに関わっている．言い換えれば，「人が誰しも選択するであろう自由は，ある特定の事柄が他の理由によって価値を認められるか否かに

かかわらず，自由そのものを理由として真剣に考察されるべきである」[39]．自由は人間の権利であり，人間の尊厳である[40]．すなわち，人が誰しも選ぶであろう機能の達成に有効な力として自由を捉えることが自由の重要な要素である．同時に自由とは，人が価値あると認める理由のある結果を達成する機会であるとともに，その意思決定に関わる機会（選択肢）をどれほどもっているかを問題にしている．言い換えれば，すでにNICを得た農園のタミル住民にとって，前述の基本的自由や政治的，市民的，福祉的自由は，人として誰もが享受できる自由であり，特別な優先性をもつものではない．

　さらに，ケイパビリティの重要な視点は，全般的な自由の拡大よりも不利益を被るリスクに焦点をあてることである．基本的な人権を強調し，不利な状態（disadvantage）に関心を向けることである．自由な意思で選ぶことができず，自由のプロセスが侵害されている状態，たとえば，基本的なケイパビリティの享受や社会的経済的なアクセスが妨げられている，もしくは遅延している状態，さらに当該社会において最も不遇な状態に置かれている場合に注目しなければならない．いまだに自由が十分享受されていない人々，とくにタミル住民の市民的自由や福祉的自由に関して，実際に人々がどのような状況に置かれ，選択肢のない状態を強いられているのかを分析することは重要な点である．

　ケイパビリティ・アプローチは達成している行いやありようではなく，むしろ個人がある行いやありようを実現していない理由の探求を助ける点にある．人が自ら実現可能な機能に転換する能力（capabilities）そのものが，人の生存と生活の質の評価，すなわち福祉の評価であることにほかならないからである．自由をもって何をなすのか，できるのか，生き方やありようを選ぶ機会がどれだけあるのか，ケイパビリティの有無を問うのである．それは「すべての人に基本的な潜在能力を保障する」ためのプロセスに必要な手続きであり，社会政策を評価し，人々の公正性や自由に関する概念を再検討することである．

　農園地域の人々が自らの状況をコントロールできるようになるには，社会的経済的，文化的資源などの充足状態とも関連させて評価し，とくに能力を発揮できない要因についてはあらゆる観点から人の生存状況を評価する必要がある．

　「ケイパビリティの概念」による開発の考え方は，多岐に渡る人の機能（行いや状態）を評価し，福祉を反映する機能の遂行（福祉的自由）を表現する．言い換えれば自由の到達度と可能性に注目した福祉の機能アプローチは，人が自

ら選択できる望ましい生活をめざす潜在能力の可能性を追求する福祉的自由，
また，その目的に注意を払うことに注目するアプローチである．人であれば誰
もが価値があると考える生き方や生命の選択ができる福祉的自由は，それをと
くに必要とする人々にとって，その手段と機会の検討を必要とする．

　したがって，本書の目的であるケイパビリティ・アプローチの実践的研究
は，スリランカ農園地域の人々（タミル住民）のケイパビリティ，とくに次章で
述べる「女性と子どもの健康向上」に関する，人のさまざま機能について検討
することであり，さらにケイパビリティの拡大（福祉 well-beings）への可能性
と実効性を追究する．

3）女性と子どものケイパビリティ

　スリランカは1948年の独立以降，教育や医療の無料化に取り組み，就学率や
平均寿命（76歳）の高さなど，人間開発指標が評価されている．1968年には母
子保健局が設立され，母子保健を国家の優先事項として取り組んだ．以降，乳
幼児や妊産婦死亡率の減少，家族計画の普及など母子保健の成功国として知ら
れている．女性のさまざまな権利を宣言した「スリランカ女性憲章1993」[41]で
は，女性の市民権，家族内権利，経済活動，教育，健康，社会差別から保護さ
れる権利などを謳い，国際的義務も批准している．また，1997年には，「児
童・女性問題省」が設立され，女性の地位向上や問題を扱う策定を先がけた．
しかし一方で，輸出加工区や繊維関連の工場，海外出稼ぎ，農園の女性労働者
などの境遇に関してはいまだにリスクを抱えている．女性の失業率は男性より
も高率である．

　本書の中心となる農園セクターの女性は他セクターに比べ，さまざまな分野
で低い生活水準におかれ，彼女らの「すること，なすこと，ありよう」の自由
の幅は限られている．女性や子どもの栄養不良，異常出産なども他セクターよ
りも高率にみられる．すなわち当国の平均指標に表れない人々に対して，福祉
政策は十分に届いていない．

　農園で働く女性たちは，健康不良のみならず，労働や家庭生活など自らの生
き方やありように関する自由（freedom）を十分享受できておらず，さまざまな
人の福祉の機能が不足している[42]．農園地域の女性や子どもの健康生活を改善す
るためには，彼女らがどのような制度や資源をもち，それを活用し，健康を取
り戻していくのかであり，家庭や職場，コミュニティにおいて広範囲かつ多様

な人の機能について検討する必要がある．

　2003年以降，移民への選挙権，移動の自由，職業選択の自由など，政治的，経済的，社会的機会のアクセスの享受とともに，健診や病院出産などの母子保健サービスも普及し，制度政策の恩恵を享受できるようになった．女性や子どもの健康状態は以前に比べると改善しつつある[43]．しかし，農園労働者である女性や子どもの健康・教育，住居やインフラの向上への歩みは遅く，当国の人間開発の成功の影に取り残されている．

　筆者らは2006年より，茶園の多い中央部州ヌワラエリヤ県で，女性や子どもの健康生活の向上を目指し，ケイパビリティ・アプローチの概念に依拠した研究を進めてきた．本調査の経験を集積することは，他の地域や国で，あるときにある女性，または子どもが被った苦しみであるかもしれないし，また，別の女性（子ども）が被る苦しみであるかもしれない．

　本書では，女性たちの利用可能な福祉（well-beings）制度について検証するとともに，制度と離れた彼女らの日々の経験についても理解を深める．それは女性や子どものケイパビリティ，すなわち彼女らの福祉を展望する手がかりになる．同時に個々人の生き方および女性の生き方に対してさまざまな支援形態を開発することになる．

　まず，本研究の対象地域である農園の多い中央部州ヌワラエリヤ県について述べる[44),45),46)]．中央部州（人口275万人）は，国の中央部に位置し，標高1000m級の山が連なる地域である（図6-4，6-7）．年間気温は16-28℃，北部の乾燥地帯，中部，雨の多い南部に分けられる．Kandy（キャンディ県），Matale（マタレ県），Nuwara Eliya（ヌワラエリヤ県）の３県を有し，耕地面積は紅茶 35％，米 14.8％，ココナッツ ８％，ゴム 2.8％の作物が占めている．

　中央部州は人口の18.9％を農園人口が占める．うちキャンディ県の農園人口は17.6％，マタレ県は3.9％，ヌワラエリヤ県は78.4％（38万580人）で農園人口が最も多い．紅茶農園が密集するヌワラエリヤ県は，朝夕に霧が立ち込める山間部で１日の気温差が大きく，紅茶栽培に適した地域である．一方で，農村部や都市部に接しておらず情報が入り難い地域でもある．初等教育課程までの学校はあるが，中等教育や高校を終えるには町へ出なければならない．茶畑が広がる山中には，かつてイギリス植民地下に築かれた茶園労働者専用のラインルームと呼ばれる集合住宅が点在する（図6-5～6-6）．住宅改善が進みつつも，いまだに家族人数に合わない住宅で暮らしている人は少なくない．

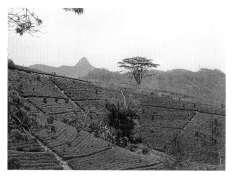

図6-4　山頂まで続くヌワラエリヤ県の茶畑

磯邉撮影.

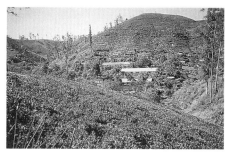

図6-5　茶畑に点在する集合住宅

磯邉撮影.

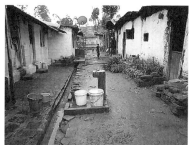

図6-6　古いタイプの集合住宅

磯邉撮影.

　ヌワラエリヤ県は人口76万3000人のうち，44万1000人（57.6%）がタミル人であり，農園労働に就く人が多い（表6-16，表6-17）．ヌワラエリヤ県の母子保健の水準は，中央部州の他県に比べて低水準である（表6-18）．中央部州の2次医療機関8つのうち，指標が確認できた7つの病院で注目すべきことは，ヌワラエリヤ県（表の表示=N-Eliya）病院では死産（胎児が死亡した状態で娩出される）が1000対48，低出生体重児（出生時2500g未満）が29.4%にみられ，他地域の6病院と比較しても高率である（2018年）（表6-19）．農園の中心部に位置するDickoya病院（インドの援助で改築され受診者が多い）も低出生体重児率が25.2%と高率である．

　低出生体重児の割合が多い原因は，母親の妊娠時の栄養状態が関係するが，

中央部州 Nuwara Eliya 県　　　　　　　　主たる公的医療機関

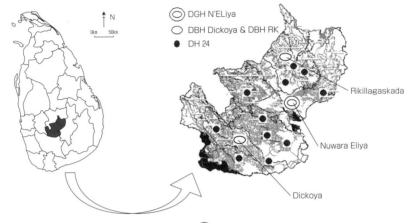

図6-7　ヌワラエリヤ県の位置

出所）RDHS office N-Eliya [2018].

表6-16　中央部州3県の民族グループ　　（単位：%）

民族	Kandy	Matale	N-Eliya	Sri Lanka
シンハラ	74.4	80.8	39.6	74.9
タミル	11.2	9.8	57.6	15.3
スリランカムーア	13.9	9.2	2.5	9.3
他	0.4	0.2	0.2	0.5

出所）　Annual Health Bulletin DHS, Central Province [2018：6].

表6-17　中央部州3県の宗教グループ　　（単位：%）

宗教	Kandy	Matale	N-Eliya	Sri Lanka
仏教	73.4	79.5	39.1	70.1
ヒンドゥ	9.7	9.0	51.0	12.6
イスラム	14.3	9.4	3.0	9.7
カトリック	1.6	1.6	4.7	6.2
他	1.0	0.5	2.2	1.4

出所）　Annual Health Bulletin DHS, Central Province [2018：6].

表6-18　中央部州3県の妊産婦死亡率・乳幼児死亡率

(単位:人)

		Kandy	Matale	N-Eliya	Central prov
妊産婦死亡率	10万対	42.1	62.1	46.7	46.8
5歳未満児死亡率	1000対	11.5	10.1	15.7	12.0
乳幼児死亡率	1000対	10.2	9.8	12.9	10.6
新生児死亡率	1000対	7.4	6.6	9.2	7.6
出生率/女性1人		2.6	1.9	2.2	2.2（国平均）

出所)　Annual Health Bulletin DHS, Central Province [2018 : 7, 61].

表6-19　妊産婦と新生児ケアの統計　中央部州2次医療機関の統計

(単位:件数・%)

	Nawalapitiya	Matale	Dambulla	Rikillagaskada	Dickoya	Gampola	N-Eliya
出産件数	2,957	5,067	2,888	815	2,178	3,192	4,651
死産件数 （件/1000対）	26	30	18	3	17	24	48
出産児件数 2500g未満(%)	571 (19)	764 (15)	432 (15)	99 (12)	548 (25)	595 (19)	1,366 (29)
出産児件数 2500g以上(%)	2,391 (81)	4,321 (85)	2,469 (85)	716 (88)	1,626 (75)	2,606 (81)	3,285 (71)

出所)　Annual Health Bulletin DHS, Central Province [2018 : 30-34, 41].

表6-20　中央部州3県の教育レベル

(単位:%)

Level of Education	Kandy	Matale	N-Eliya	Sri Lanka
未就学	4.2	4.5	7.6	3.8
初等教育	22.5	26.0	33.9	23.6
中等教育	38.5	43.1	38.1	40.6
高等教育資格 O level	17.4	14.4	12.7	17.0
大学入学資格 A level	14.3	10.2	6.6	12.3
大学学位	3.2	1.9	1.1	2.7
コンピューター能力	31.2	30.0	14.7	27.6

出所)　Annual Health Bulletin DHS, Central Province [2018 : 8].

　筆者らの過去の調査（2008-2014年）からは母親の日常の低栄養も考えられる.
　ヌワラエリヤ県は教育や生活状況も他の2県に比べ低水準である（**表6-20〜6-22**). 所得が低いと家計に占める食費の割合が高くなる. 逆に所得が高いと家計に占める食費の割合が減り, 教育や教養, 他者との交流や貯蓄にも回すことができるようになる. ヌワラエリヤ県は3県のうちで, 最も食費の割合が高い（**表6-23**).

4）ケイパビリティ・アプローチの分析視角

　農園地域の人々の自由とケイパビリティについて, 筆者らの既習の知識にも

表6-21　世帯の水供給 （単位：%）

Water source	Kandy	Matale	N-Eliya	Sri Lanka
建物内の保護ある井戸	14.3	20.6	5.0	31.4
建物外の保護ある井戸	11.1	17.6	5.6	14.7
掘抜き井戸	1.9	5.8	0.6	3.4
送水管による水	50.3	29.0	29.6	31.4
農業用水供給設備	11.3	17.3	21.1	9.2
保護されない井戸	2.9	4.0	3.8	4.0
河川，湧き水，タンクなど	8.2	5.7	34.2	5.9

出所）Annual Health Bulletin DHS, Central Province [2018：9].

表6-22　トイレ設備 （単位：%）

Type of toilet	Kandy	Matale	N-Eliya	Sri Lanka
専用トイレ	89.9	87.0	80.0	86.7
共有トイレ	9.1	12.3	15.0	10.9
公的トイレ	0.5	0.2	1.1	0.7
トイレ無し	0.5	0.5	3.9	1.7

出所）Annual Health Bulletin DHS, Central Province [2018：10].

表6-23　家計に占める飲食物・非食物の割合 （単位：%）

	Kandy	Matale	N-Eliya	Central prov	Sri Lanka
飲食物の割合	33.9	36.4	42.8	36.4	34.8
非食物の割合	66.1	63.6	57.2	63.6	65.2

出所）HIES [2016], Annual Health Bulletin DHS, Central Province [2018：11].

とづき個別的，特殊性，集団的に主要な分析視角を下記に示す．その内容は社会制度や保健制度の実施不備もしくは遅れに由来すること，共同体・コミュニティにおける支配的価値に由来する市民的自由（労働やコミュニティの場での自律的な選択や意思決定）の欠乏や制約に由来すること，農園産業，移民，マイノリティ集団に由来する国や政府もしくは民間による支援の欠乏に関すること，また，外部から見え難い女性や子どもの不健康の重層的な要因を含む不利性（不利な状態）を①～⑦にあげる．

① 移民政策～国の支援と保護の権利に由来する不利性
　・制度政策の享受の遅れ，保健・教育の機会の不足，政治的・市民的自由（自律的な選択や意思決定への権利）の実質的機会の不足
　・地域別（都市・農村・農園）の資源分配の不均衡と不平等（教育，生活，経済）

② 住宅インフラ，衛生設備の遅れに関する不利性
　・家族人数に合わない居住環境

・標準家庭にあるべき住宅設備の不足

・安全な水や衛生設備の不備（易消化器感染症）

③ 地理的条件に関する不利性

・山間部，朝夕寒暖差による健康への影響（易呼吸器感染症）

・交通アクセスの乏しさ，農園外との交流や情報の乏しさ

④ 家族，共同体の絆，支配的価値に根差した農園社会の特殊性および文化習慣や宗教に根差した不利性

・農園産業・集団生活・労働構造と個人の生活が同一化された生活環境からもたらされる不利性

・固定化された農園地域の労働，性別役割（茶摘み，草取り），賃金体制

・伝統，文化，習慣に根差した女性の社会的地位の低さ

⑤ 国家が民族的，職業的，階層的，マイノリティ集団への不介入に関する不利性

・インド移民，タミル人，農園労働者という社会的・職業的・民族的差別

・言語，慣習，宗教などが影響する文化的多様性に関する不利性

⑥ 市民的自由，自律的選択へのさまざまな支援体制に関する不利性

・農園の閉鎖社会やコミュニティ，労働構造による人々の心理的非力化

・自律性への支援の不足，行政やNGOの介入不足

・農園外の人々との交流，情報不足

・自主グループ形成の機会の不足

⑦ 女性や子どもが健康不良から脱することを困難にする複合的要因がもたらす重層的な不利性

・母子の栄養不良の慢性化，潜在化と保健システムの停滞

・長時間労働のため授乳時間の確保困難

・フィールド作業における労働条件の改善遅滞

・女性がさまざまな意思決定に参加する機会の不足

注
1）Sri Lanka Annual Health Statistics ［2018a］.
2）日本外務省 ［2021：3］.
3）Sri Lanka Annual Report ［2019］, Central Bank of Sri Lanka.
4）New World Bank country classifications by income level：2020-2021, World Bank Blogs.
5）Sri Lanka Annual Report ［2019］, Central Bank of Sri Lanka.

6）スリランカ統計局ウェブサイト〈www.statistics.gov.lk〉

7）HIES［2016］.

8）Sri Lanka Annual Report［2019］, Central Bank of Sri Lanka.

9）Sri Lanka Annual Health Statistics［2018b］, Ministry of health in Sri Lanka.

10）同上.

11）同上.

12）Sri Lanka Annual Bulletin［2019］, DCS.

13）Sri Lanka Annual Report, Sri Lanka Labor Force Survey［2018］, DCS.

14）Sri Lanka Demographic and Health Survey［2016］, DCS.

15）Sri Lanka Annual Report, Sri Lanka Labor Force Survey［2018］, DCS.

16）Sri Lanka Annual Bulletin［2019］, Sri Lanka Labor Force Survey, DCS.

17）鹿毛［2015：12］.

18）Sri Lanka Annual Report, Sri Lanka Foreign Employment Bureau［2018］, DCS.

19）Ibid.

20）Kunaratnam［2019］.

21）Annual Health Statistics［2018b］. 高齢人口は1981年の6.6％から2012年の12.5％まで増加し，2050年には28％まで増加することが予期されている.

22）Kunaratnam［2019］.

23）Epidemiology Unit Website〈https:www.epid.gov.lkweb〉

24）Official Website for Sri Lanka's Response to COVID-19〈https://covid19.gov.lk〉

25）ColomboPage, Corona vaccine will be given in mid-February-State Minister〈http://www.colombopage.com/archive_21A/Jan15_1610734994CH.php〉

26）Kotelawala, H. and CHANKA Jayasinghe, C. 2020 COVID-19 vaccine: When must Sri Lanka act?〈https://economynext.com/covid-19-vaccine-when-must-sri-lanka-act-77074/〉

27）https://www.presidentsoffice.gov.lk/index.php/2021/01/06/india-ready-to-give-its-covid-vaccine-to-sri-lanka- external-affairs-minister-Jaishankar-tells-president/

28）https://covid19.gov.lk/covid-19-stats.html

29）https://www.epid.gov.lk/web/index.php?option=com_content&view=article&id=225&lang=en

30）インドタミル人は重労働，悪条件であったが衣食住の保障があったため移住した．支配的なイギリス人に対し勤勉・忍耐・従順的なタミル人は重宝がられた．金銭収納係として働く人もいた.

31）1934年に通過した土地開発法令の恩恵を受ける対象は，セイロン人とセイロン生まれの移民の恒久的居住者であり，第3世代以降の人々とされたが，彼らは読み書きができず，第3世代以上居住した証明ができなかった．ドノモア憲法による選挙権付与に際しても，複雑な書類の理由で取得者は少数であった．川島［2006：156-178, 161-163］.

32）1948年セイロン市民憲法によってインド人移民の大多数の90万人が市民権を失い，教育・医療に差別を受けた．1964年および74年にインドとの協定が結ばれ，1964年に98万人のうち53万人にインド国籍，30万人にスリランカ国籍，他15万人に協議続行の合意があり，最終的に1986年希望者全員にスリランカ国籍を与えることにしたが，結果的に37万人がスリランカ国籍の合意および60万人がインド国籍となった．国際協力推進協会［2000］．

33）政治ではカースト自体が政治的論点にはならず，どの政党も候補者がカーストを表明することはない．しかし，非公式の政治的会話ではきわめて重要なテーマとなる．シンハラ人は北インドから来た由来があり，シンハラカーストを構築し政治的影響力を強めた．しかし，シンハラ人にとってインドタミル人移民は低カーストか，それ以下に位置付けた．川島［2019：7，34，82］．

34）（非）心理的力が増すと，社会的力，政治的力を強めようとする力が生まれる．逆に欠如している場合は，人のケイパビリティの低下を起こす．HDR［1995］．

35）権原（entitlement）：個人の労働が評価される，報酬に対して自己裁量権がある，公の場で自己を表現し，他者を評価する体験を共有する，目的意思をもって各人の課題を実現するために他者と協働するなどを意味する．

36）人間貧困：長命で健康的な生活を送ること，知識を得ること，人間らしい生活水準をもつこと，などの剝奪状況として「人がすることのできる，なすことのできる価値あるものを剝奪された状態」．社会の中で選択の機会や参加の機会の欠如，社会的疎外や差別など，人のもつ多様な機能における困窮状態を意味する．HDR［1997］．

37）タミル人に対する差別はヨーロッパ諸国の征服や植民地下の長い歴史に端を発し，カーストをはじめとする根強い社会階層構造下（地域の慣習法を含む）での民族差別，マイノリティ移民への排斥運動などにより強化されてきた経緯がある．

38）セン・後藤［2008：24］．

39）Sen［1992=1999：102］．

40）人間の尊厳性とは人間の自由の能力であり，人間を自由で自立的な人格をもつ存在とする．すなわち「自由（他人の強要的選択意思からの独立性）は，それが（人があらかじめ与えられたものとしての）普遍的法則に従って，あらゆる他人の自由と調和しうるような自由である．これは人格〈自立的存在としての〉の内なる人間性という目的自体に基づく．他人との関係において自分の価値を一個の人間の価値として主張することが人間性の権利としての外的自由であり，人間に固有な尊厳は意志の自由であり人格である．カント研究会編［1997：152］．

41）WOMEN'S CHARTER Sri Lanka［1993］

42）磯邉・井関・石村［2010：67-79］，磯邉・植村・小関・坂本［2012：454-463］．

43）磯邉［2016：65-96，105-116］，磯邉・戸田・松永・植村［2018：16-20］．

44）Annual Health Bulletin 2018, DHS, Central Province, Planing Unit 163［2018：1，6～41］

45) 国の行政区画：

州の下に置かれており，9つの州に合計25の県が存在している．各県は中央政府に任命された県次官により運営される．県事務所の主な役割は，中央政府と，より下位の行政区画であるDivisional Secretary（DS）とのコミュニケーション・活動を調整することである．また，県事務所は県レベルの開発計画の推進と監視ならびに下位の行政区の活動の支援，さらに徴税と県内での選挙の実施に責任をもつ．県は複数のDivisional Secretary地区（DS地区，郡と訳される）に分割され，DS地区はさらに小さなGrama Niladhari地区（GN地区）に分割される．スリランカ全体では，256のDS地区が存在する．

46) 国の保健組織：

地方分権が進み，中央部州においても，Provincial director of health service（PDHS）では，Kandy県，Matale県，Nuwara Eliya県の各3県にRegional director of health service（RDHS）が置かれる．治療部門と疾病予防部門があるが，疾病予防部門はMedical officer of health（MOH）の事務所に委ねられる．MOHは医師であり，1人/約10万人当たりで配置される．ほかに公衆衛生検査官 Public health inspector（PHI），公衆衛生助産師 Public health midwife（PHM）が主に地域のヘルスサービスを担う．

第7章 | スリランカの農園地域の
　　　　働く母と子どもの自由

　スリランカ中央部州の2018年の保健指標によると，ヌワラエリヤ県の女性の
死産率は9.6％で，国平均5.9％よりも高率である[1]．低出生体重児率は26.9％で，
国平均16.1％よりも高率である．3人に1人が低出生体重児を出産している．
これらは母の健康のみならず，子どもも健康不良に陥り，将来成人になっても
健康が危ぶまれる（低出生体重児は冠動脈疾患，高血圧，糖尿病，脳梗塞などの成人病
罹患率が高い）．また，早産や体内発育の抑制につながり，子どもにとってリス
クをもたらす．さらに母自身が低体重で生まれていた場合，自身の子どもも小
さくなることがある．
　今回，ヌワラエリヤ県のいくつかの農園において，母子の健康課題から波及
するさまざまな人の機能について調査を行った．

7-1　母と子どもの自由とケイパビリティ

　ケイパビリティ・アプローチとは，「すべての人に基本的なケイパビリティ
（潜在能力）を保障する」プロセスであり，社会政策を評価し，人々の公正性や
自由に関する概念を再検討することである．人が自らの健康をコントロールし
改善できるようになるには，社会的，経済的，文化的資源などの充足状態とも
関連させて評価し，とくに能力を発揮できない要因についてあらゆる観点から
人の生存状況を評価する必要がある．
　ある個人の「ケイパビリティ」とは，本人が利用できる資源（私的財，公共財
その他）と本人の資源活用能力のもとで，実現できる「諸機能」の集合を指す．
たとえば，ここでいう機能とは，「母が健診制度を利用し，健診を受ける」，
「妊娠期の異常の早期発見が可能である」，「正常かつ安全に施設で出産する」
などの行い（doings）や，「誰もが利用できる社会制度や地域資源がある」，「妊

婦や子育て中の母へ職場の支援体制がある」,「予防可能な感染症から逃れられ
ている」などのありよう (beings) を広く指す概念である．われわれは，手も
ちの資源の振り分け方や使い方を変化させることで，どの機能をどのくらい実
現するか，を変化させることができる．しかし，本人の選択によって変化させ
ることのできる諸機能の範囲には限界がある．その限界を示すものが個人の
「ケイパビリティ」にほかならない．言い換えれば，ケイパビリティとは，本
人の選択によって実際に変化させることのできる諸機能の集合を指す．ケイパ
ビリティの平等を図ることは，形式的な機会の平等ではなく，実質的な機会の
平等に注目することである．

　本章では，達成された福祉の分析を，単にその人のケイパビリティ集合内の
選択された一要素に関連付けるのではなく，ケイパビリティの全体という広く
情報を拡げ，観察した機能だけでなく，ケイパビリティ集合全体に関する情報
も集める．そこでは女性と子どもが権利として主張しえる枠組みとして，生
存・生活に不可欠な基本的ケイパビリティ，社会の中の資源配分の仕組みにお
いて承認されるべき機能，さらに深刻な母子の健康問題をもたらす生活環境や
労働環境，女性が1人の人間としての自律的かつ能動的に生きるための諸要因
を含めた人のケイパビリティを追及する．それは自らの福祉的自由を追及する
ことにほかならない．農園地域の女性と子どもは今，実際にどのような状態
(beings) にあり，どのような行い (doings) をし，何を実現できているのだろう
か．

　2018年から2021年まで，女性と子どもの状況について，現存する，あるい
は，ありうる福祉や制度，個人の行動などを調査し，主に下記①～⑤の機能
に関して現状と問題点を明らかにする．

　① 人の生存，生活に不可欠な基本的ケイパビリティ
　　・教育，医療，福祉制度・政策の享受，母子保健システム，支援機関
　　・個人単位の身分保障（ナショナルID），年金や受給方法，保護の保障
　　・家族員に合った住環境，安全な水や衛生設備へのアクセス
　　・初等教育以上の教育の普及
　　・家族の所得水準
　　・農園福祉，農園地域の行政スタッフ（Grama Niladhari）の機能
　② 母子の健康に関するケイパビリティ
　　・母と子どもの保健に関する制度的諸条件や健康管理

・母子健診回数，健康管理
・助産師（地域巡回）の頻度，保健指導
・月齢毎の子どもの健診
・母の授乳状況と保育時間
・保育所の保育環境
・母の生活時間と健康プログラムへの参加

③ **母の労働・経済・社会に関するケイパビリティ**

・経済的・社会的アクセス
・働き方や労働条件，賃金形態
・職業，労働に対する認識のありよう，職場のジェンダー差異
・母の生活環境と役割，家族，コミュニティのありよう
・労働条件，改善に関する要求

④ **女性が積極的，自立的に関与していく政治や社会参加，コミュニティでの役割
　に関するケイパビリティ**

・文化，行事，地域社会での役割，ソーシャルネットワーク
・女性個々の選択や，それを阻害されない個々の生き方への承認
・農園コミュニティ組織，文化，家族機能の変化に関する対応
・女性のグループや地域住民グループなどのソーシャルサポート

⑤ **国や社会がもたらす不利な状態に対し外部からの介入に関するケイパビリティ**

・農園地域での支援機関（公的機関および農園福祉）
・民間支援，NGO，地域コミュニティグループ
・国や社会の移民への対応

1）母がどんな状態で何ができているか—2018年調査—[2]

　2018年7月，ヌワラエリヤ県の茶園の密集するA‐E地区の5カ所において出産5年以内の女性に対し，最新の出産に関するインタビューを行い，母がどのような状態で何をしているのか，何ができて，何ができていないのか，どのような機能が欠乏しているのか，母と子どもの健康生活における機能の欠乏から必要に至るケイパビリティの実態を調査，検討した．403人中，有効回答は400人，うち334人（84%）が，"プラッカー"と呼ばれる茶摘みの農園労働者であった．他は主婦44人（11%），茶工場3人（0.1%），他の19人（5%）は店員，託児所職員，公務員，教員であった．年代は30歳代が最も多く，次に20歳代で

表7-1　2018年調査結果

年代	（人）	10歳代（2）　20歳代（142）　30歳代（247）　40歳代（9）					
職業	（人）	農園労働者（334）　主婦（44）　茶工場（3）　他（19）店員，託児所，公務員，教員，洋服屋					
家族構成員	（人）	3人以下（18）　4人（70）　5人（135）　6人（84）　7人（60）　8人以上（33）					

教育（下段）	n=400	未就学 (20), 5%	初等教育 (70), 18%	中等教育 (149), 37%	高等教育資格 (133), 33%	大学入学資格 (27), 7%	大学卒 0　不明 (1)
農園労働者	n=334	(17), 5%	(67), 20%	(135), 40%	(97), 29%	(17), 5%	0　不明 (1)
子の数（下段）	n=400	1人 (90), 23%	2人 (140), 35%	3人 (131), 33%	4人 (35), 9%	5人 (3), 1%	0人 (1)
農園労働者	n=334	(61), 18%	(114), 34%	(124), 37%	(32), 10%	(3), 1%	(0)
妊娠中体重増（下段）	n=399	2-4kg (30), 8%	5-7kg (261), 65%	8-10kg (101), 25%	11-12kg (2), 1%	不明 (5), 1%	—
農園労働者	n=330	(26), 8%	(215), 65%	(88), 27%	(1), 0%	(0), 0%	—
出産状況（下段）	n=328	正常出産 (245), 75%	早産 (4), 1%	帝王切開 (79), 24%	死産 (0), 0%	不明 (0), 0%	—
農園労働者	n=278	(212), 76%	(3), 1%	(59), 21%	(0), 0%	(4), 1%	—
出生児体重（下段）	n=399	1000-1999g (24), 6%	2000-2499g (71), 18%	2500-2999g (217), 54%	3000-3499g (71), 18%	3500-3850g (15), 4%	不明 (1), 0%
農園労働者	n=334	(22), 7%	(53), 16%	(184), 55%	(60), 18%	(15), 4%	(0), 0%
授乳法（下段）	n=399	母乳のみ (131), 33%	人工乳のみ (4), 1%	母乳と人工乳 (258), 65%	その他 (6), 2%	—	
農園労働者	n=334	(94), 28%	(3), 1%	(233), 70%	(4), 1%	—	
月所得（下段）農園労働者 n=333 1Rs.¥0.6	n=395	Rs.20,000未満 (83), 21%	20,000-30,000未満 (170), 43%	30,000-40,000未満 (107), 27%	40,000-50,000未満 (23), 6%	5万以上 (12), 3%	
		(61), 18%	(156), 47%	(92), 28%	(18), 5%	(6), 2%	

出所）磯邉・戸田・松永・植村［2018］.

あった．家族構成員は，5人（34％）が最も多く，6人（21％），4人（18％）の順であった．全員（400人）および農園労働者（334人）の2つに区別し，分析した（表7-1，全員：上段　農園労働者：下段）．分析・検討は，農園労働者を中心に行った．

① 生存・生活に不可欠な基本的ケイパビリティ

・**教育歴**：400人中，未就学が20人（5％），初等教育まで（Grade 1-5）が70人（18％），中等教育まで（Grade 6-9）が149人（37％）で，高等教育資格が可能となるO level取得は133人（33％），大学進学が可能となるA level取得は27人（7％）であった．農園労働者は334人中，未就学17人（5％），初等教育までが67人（20％），中等教育までが135人（40％），O level取得は97人（29％），A level取得は17人（5％）であった．25％（4人に1人）が初等教育までの就学であった．

未就学には，親の教育認識の不足もあるが女子の場合，長時間山道を通学させたくないという治安上の理由がある．また，農園労働者になる場合は学歴を求められないこともある．

・世帯所得：64％が月所得Rs.3万（1万8300円）未満であった．国平均より低水準であった．そのうち農園労働者が217人（86％）を占めた．

・住居，衛生設備：229人（57％）が安全な水や食物，清潔なトイレ，電気，住居の改善，貧困などの生活の困難さをあげ，うち農園労働者が84％を占めた．家族員に必要な広さの居室，電気・水道設備，トイレなどの衛生設備が未充足であった．

② 母子の健康に関するケイパビリティ

・妊娠中の健康管理：妊婦健診を256人中255人（99％）が受け，85％が6-12回までの範囲であった（適正14回）．400人中，369人（92％）が病院出産であったが，そのうち早産や帝王切開（胎位異常など）が83人（25％）あり，うち62人（75％）が農園労働者であった．

・妊娠中の体重増加（適正7-12kg）：339人中，30人（8％）がリスクの高い2-4kgで，うち26人（87％）が農園労働者であった．低出生体重児（2500g未満）の出産は95人（24％），うち75人（79％）が農園労働者であった．10例の個別調査では，世帯収入が多いほど妊婦の体重増加が高い傾向がみられた．

・母乳授乳率：完全母乳（母乳のみ）は399人中，131人（33％），農園労働者334人中，94人（28％）であった．母乳と粉ミルクの混合授乳は，農園労働者では70％であった．山から授乳に下りるのは1回/日程度で，完全母乳栄養は困難であった．妊娠中の食品はカレー，米飯，野菜，青葉，豆などが多く，魚（6位），肉（11位）の順であった．

・不安の有無：205人中，60人（29％）が不安をもっており，夫の失職12人のほか，持病，経済や家族内問題，育児不安などであった．家族員の出稼ぎが一般化し，家族機能に変化が生じていた．

・産後ケア：助産師（PHM）が巡回しているが，Sri Lanka Annual Health Bulletin［2018］によると，出産後ケアで多い順は，帝王切開後の創部感染，会陰切開部の感染や離開，乳房のうっ血への対応であった．

・出産有給休暇・育児休暇：出産有給休暇84日間は207人中99％がとれていた．しかし，第3子以降は減給（36日間のみ）となる．育児休暇制度はなかった（p.111「スリランカの育児休暇と授乳休憩」を参照）．

・母の健康状態：（OMRON自動血圧計HEM）で測定できた384人中，134人（35％）に高血圧があり，うち農園労働者は321人中，117人（36％）であった．（Pronto7-MASIMO）で測定できた281人中59人（21％）には貧血（ヘモグロビン値12g/dL

未満）があり，うち農園労働者は232人中47人（20%）あり，5人に1人が貧血であった．307人中，141人（46%）が膝，腰，肩の痛み，頭痛，胸痛など，2人に1人が身体の痛みを訴え，健康のセルフケアができていなかった．

・**予防接種の認識**：90%以上が子どもの予防接種の必要性を知っていた．

・**妊娠中～産後の家族サポート**：夫，義母，実母，兄妹の順に支えがあり，多くは実家で暮らしていた（結婚後も実家に帰る習慣）．子どもは70%が布式のおむつであった．

・**保健スタッフと子どもの健康課題**：県内にMOH（保健管理医）13人（うちタミル人は1人．2021年2人に変更）は，地域のすべての保健・医療を統括・管理している．母子関連では，子どもの予防接種や定期的な身体計測を行い，貧困，障がい者，知識不足などの保護者に対して小児栄養の認識を促している．MOH1人につき，PHM（公衆衛生助産師）が25～30名配置されるが，地域により人口5000人に1人のPHMもおり，住民ニーズへの対応を難しくしている．

対象地域のPHMによると，「子どもの低栄養は，親の子どもへの栄養認識が不足しており，3食はじめ，おやつの意識も不足しており，子どもに十分食べ物を与えていない．また，山間部のため風邪，気管支炎，喘息などにかかることが多く，出生時に健康であっても，その後，呼吸器疾患に頻繁にかかり，子どもの成長が遅延する」という．

農園診療所には医師はおらず，医療職ではないEMA（Estate Medical Assistant）が簡単な薬処方で対応している．

③ 労働・経済・社会に関するケイパビリティ

・**労働条件**：炎天雨下のフィールドで草履履きのため，ヒルやヘビに刺されやすい．また，雨季の山の斜面では転倒転落しやすい．茶摘みのノルマは16kg/日，Rs.795/日（486円）の計算で支払われるが，28日/月出勤した場合はRs.850/日（550円）支払われる．給与の最低保障はない．当国の女性の労働規定時間は8時間，週5日である．超えた場合は残業とみなされるが，農園は1日の茶摘み量のみで評価されるため，該当しない．

・**労働評価**：茶摘み歴5-10年が105人，11-17年が35人いたが，摘んだ茶葉量，日当制で評価される．昇格の機会はなかった．

・**夫の職業**：381人中，146人は夫も農園労働者であった．他25人はコロンボ市で建築労働や調理師，11人は運転手，機械工などに就き，中東への出稼ぎは3人，所在不明が5人あった．

・休息時間：全体の12％が十分休息がとれず，仕事と家事の多さをあげた．個別訪問調査10例のうち8例が5時台起床，家族の世話後，8時からフィールドで仕事，16時帰宅，家事後に子どもの勉強をみる，就寝は20-21時であった．

・職業の価値・認識：子どもには農園労働に就いてほしくない，と全員が答え，きつい労働と低賃金が理由であった．将来，子どもに就いてほしい職業は，教員 142件，医師 103件，技師 42件，警察官，公務員，弁護士，看護師長の順であった．

④ 積極的・自立的に関与していく政治や社会参加，公的要求・役割に関するケイパビリティ

・地域プログラムへの参加：275人中97人（35％）が，公的プログラムや農園福祉（PHDT），Save the Children（NGO）などをあげ，87人中27人が「女性グループが有る」と答えたが，自主グループはなかった．

・希望する社会設備（複数回答）：275人中，図書館 112件，保育所設備の改善 67件，子ども公園 30件，幼稚園 26件，学校設備（トイレ，水）の整備 13件，助産師事務所 4件，スポーツセンター 5件，郵便局 3件などであった．図書館は子どもの教育，親子の本，小説・人生の本，新聞でニュースが見たい，とあげた．

・情報認知，共有の機会：最近，農園外への移動やテレビが普及し始め，情報リテラシーの活用もみられるが，女性が情報を利用する機会は少なく，新聞，雑誌，パソコンなどに触れる機会はほとんどない．女性の自主グループもないため，健康生活の課題に気づく機会を失くしている．

⑤ 外部からの支援に関するケイパビリティ

　母子保健システムは浸透しているものの，農園福祉（女性労働者への待遇および労働環境）に関しては不足している．子どもの保育環境も未整備である．UNICEFのポスターなどで健康の啓蒙はみられるが，NGOなど直接的な外部支援機関は入っていない．しかし，下記のような公的プログラム*（図7-1）がみられ，女性の社会参加を促す機会となっている．

＊　2014年よりMOHとRDHSが，女性たちへ無農薬野菜づくり，家庭菜園，コロナ禍の感染予防，妊婦へ栄養補助食品の配給など，「母を支援するプロジェクト」として多様な活動を運用している．定期的にミーティングを行うなど，女性の社会参加を促進する．

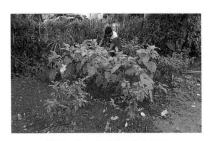

図7-1　無農薬の家庭菜園

Column 5　子どもの脅威；早産

　A児（女）は出生時体重1800gであった．われわれが訪問したときは月齢24カ月で，体重測定不可であった．なぜなら寝たきりだった．

　家族は2歳のA児，3歳と7歳の姉，父母と5人家族であった．父（Primary：初等教育）は32歳で農園の職歴は13年，母（Secondary：中等教育前期）は28歳で7年間茶摘み職（プラッカー）をしていた．そのとき両親に会えたのは，A児の体調が悪く仕事を休み自宅にいたためである．2階建てのラインルームの1階にテレビや食器棚があり，貯蓄をしながら家財道具を揃えたという勤勉な夫婦である．A児には障がいがある．筋肉は硬縮し後弓反張が見られる．定頸はしているが寝返りができず，寝たきり状態である．愛情深く育てられたA児はあやすと笑顔がみられた．診断名は正確に聞いておらず，将来の見込みも不明である．A児は早産（妊娠30週）で生まれた（早産とは在胎週数22週から36週で出産することをいう）．母は原因不明の高熱でD病院を受診した．その時，陣痛が誘発され，出産に至った．A児は呼吸状態が悪くD病院で対応できなかったため，中央部州の州都キャンディ市の3次医療機関へ救急車で搬送された（当国は救急車を個人で呼べないが医師の指示で搬送は可能）．集中治療室で3カ月間治療を受けたが四肢麻痺と嚥下障がいが残り，ミルクのみ摂取できた．しかし，離乳食や固形食が進まない状態であった．両親はよい医療を希望しているが，町から離れた地域で適切な医療サービスや社会的サポートを受けることは困難であった．

　母は，Rs.500/日の収入を得るには，一定量の茶摘みと日数を働かねばならない．18kg/日がノルマという．たとえば，14kg/日だと日当は半額になるという．1年後，再訪したが，A児の身体的な成長はほとんどみられなかった．その2年

後，再びＡ児を訪問したとき，すでに天国に旅立っていた．早産はさまざまな原因で起こり，細菌感染や母のやせによることもあるが，母のストレスや社会的要因も考えられる．

（磯邉厚子　聖泉大学）

２）母の１日のスケジュール

　農園で働く母を無作為に10人選出し，１日の生活スケジュールを聞いた．年齢層は10歳代１人，20歳代６人，30歳代２人，回答なし１人であった．家族員は６名が４人，３-５名が２人，７名が２人，９名が１人であった．

　母の１日は早く，５時半-６時に起床し家族の朝食づくりや夫，子ども，自身の昼食をパックする．夫は朝食を自宅で摂るが，パックした食事は午前のティータイムに摂る．女性の１日の茶摘みノルマは16kgだが，収穫期は早朝出勤し，茶葉は７時，10時，13時，16時に秤にかけられ，普段の日当に上乗せされるシステムになっている[3]（Rs.35/ 1 kg：2018年）．

　乳幼児を保育所に預ける母は，自宅で７時頃，母乳および粉ミルクを授乳した後，保育所へ向かう．搾乳した母乳もしくは粉ミルクを保育所に子どもとともに預け，山（茶畑）に入る．保育士は９時頃に子どもに授乳する．10時30分-11時30分の間に母は摘んだ茶葉を背負い下山する．麓で待つ男たちが茶葉を計量し，回収する（図7-2）．この時間をティータイムとするが，母乳授乳する母は保育所へ行き，子どもに授乳する．11時45分頃，山へ戻る．14時30分頃に再び摘んだ茶葉を背負い下山，茶葉を計量回収に出し，保育所に子どもを迎え

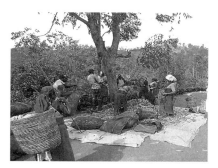

図7-2　山から降りると茶葉の計量がされる
磯邉撮影．

に行く．雨天も炎天下も16kg/日のノルマを果たさないと一定給与は支払われない．妊娠中は低地の茶畑が配慮されるが，育児のための時差出勤や勤務内容の変更，授乳時間などは保障されていない．

　山全体を覆う茶畑は急斜面で常に危険性と隣り合わせである．とくに5-8月の雨季は斜面から滑り落ちることがある．生い茂った茶木は胸の高さまであり，足元はじめじめしており，ヒルに刺されることは日常茶飯事である．ゴム草履履きのため，足底はひび割れ，甲羅のようである．摘んだ茶葉を入れる籠そのものが約2kgあるため茶葉を入れると重くなるが，最近は白いナイロン袋を使っている．どちらにしても肩や頭で，籠やナイロン袋の紐を支えるため，身体負担は大きい．

　子どもを迎えに行くのは，義母や姉妹の場合もある．薪を拾いながら自宅へもどり，水（湯シャワーの習慣はない）で，シャワーを浴びた後，夕食準備や洗濯などにとりかかる．

　一方，男性の仕事は茶木の選定，草取り，古い茶木を抜き新木との植え替え，土地に肥料を散布するなどを担っている．人によっては女性が摘んだ茶葉を集めて，工場へトラックもしくは手作業で運ぶ仕事に就いている．男性は8時から13時30分頃までの6時間労働で14時には帰宅でき，子どもを学校へ迎えに行くのが通常である．

3）母の過重労働がおよぼす健康への影響
（1）母の見え難い多重役割

　女性は農園労働者であるとともに家庭の重要なキーパーソンである．家事労働を軽減させる加工食品や家庭電化製品の設備がないため，過重労働になってしまう．薪を拾い集め，食事を作り，洗濯は川で行い，子どもたちの宿題をみる教育役割もある．老親の世話もある．農園の仕事を終えると，人によっては家畜の餌である草を運んだり，わずかな畑の世話など農園以外の仕事も担っている．実の両親や兄妹と暮らしている人もおり，実母や叔母に支えてもらうこともある．

　仕事と休みの区別がなく働いている．女性たちが日々当たり前のように行っている労働は，とくに男性には見え難いものである．女性の生活は農園労働と家事労働が重くのしかかっており，さらに授乳中の母親は授乳役割がある．

　農園労働者は36％が高血圧，20％が貧血をもち，心身のストレスを抱えてい

る可能性が高かった．女性が今の生活を続ければ家族は守れるが，自身の健康
は護れず，育児意欲の低下にもつながり，さらに自らが望む生き方，すなわち
自身の福祉（well-beings）は遠のいてしまう．

（2）3–4人に1人が低出生体重児出産・帝王切開

　母の体重増加不良は低出生体重児出産につながるが，妊娠中の体重増加量
は，7kg以下が291人（73％）を占めていた．低出生体重児率は24％で国内平均
の16.1％より高率であった．母の妊娠中の栄養必要量と労働エネルギー消費と
の関連性をみても，妊娠や労働に見合った栄養量を摂取できていない可能性が
高かった．茶葉を背負い，毎日山を登り降りするだけで重労働だが，家事・子
どもの世話など休む間もなく身体を動かし，妊娠中はとくに自身の身体や胎児
を大切にしなければならないが，栄養や休息を十分とることができていない．
　茶葉が集まる工場では，茶葉の乾燥を担う女性たちが働いており，そこでは
夜勤がある．夕方から明け方まで働く人がいる．そのため睡眠時間の保障が必
要であるが，彼らの1日の平均睡眠時間は4時間であった[4]．さらにヒンドゥ文
化では家庭内栄養分配においても，夫―舅―姑―男児―女児―母の順で，母が
最後になりやすい．胎児が子宮内で低栄養にさらされ，十分に育たず胎児発育
不全を起こした場合，子どもは出生後も低体温，低血糖，低Ca血症，高ビリ
ルビン血症などに陥りやすく，周産期死亡率は正期産正常児の約8倍になり，
精神発達遅延の発症率も高いといわれる[5]．
　長時間労働の結果，低栄養や貧血，胎児発育不全や感染症を引き起こし，低
出生体重児を生むリスクや流産・早産，死産のリスクを高めていると考えられ
る．妊娠高血圧症のリスクにも気づき難くなる．産後の休息は，身体・子宮復
古を促すことにつながるが，休息し難い状況におかれている．
　以上のように，母親は身体的にも精神的にも不健康に陥りやすく，積み重な
る労働の悪循環が生じた状態になっている．

（3）母の心身の健康

　胎児期や生後早期には，発達過程の環境とその後の環境の適合度が将来の疾
病リスクにも関与するという概念がある[6]．母の健康管理不足により，子どもが
将来成人病疾患に罹りやすく，報告は少ないが肺疾患やうつ病などもあげられ
る．また，本地域の帝王切開件数が多いのは，発育不全の胎児を安全に出産さ

せる目的もあると病院の医師は話している．帝王切開後の創治癒が遅いのも母の栄養状態の影響が考えられる．

　母自身の健康管理能力の不足（セルフケア不足）は，家庭生活や労働条件などの他，社会的，経済的要因や地域の文化的要因の可能性も考えられる．

　また，妊娠中に夫の失職や家族内問題に不安を抱えており，精神的にも厳しい状態におかれ，これらも母子の生命を脅かす原因となる．母の健康は，子どもの将来の成長発達にも影響するが，同時に母が自身の健康管理をできることは家族全体の成長発達にもつながる．

　母親の精神的危機に対して，カウンセリングの場は警察署の相談課や公立病院の看護師長であり，専門職や地域で支え合える自主グループや，コミュニティの相談場所などはほぼない．

　そんな中で，母の楽しみは，家族でお茶や食事をすることである．テレビドラマを楽しむ人もいるが，テレビの普及率はいまだ十分ではない．ラジオは大抵の家にはあるようだが，気分転換や自身を研鑽する機会がほとんどないことも母が自身の状態に気づくことを遅くしている．

4）人のさまざまな能力が関わる母子の低栄養
（1）母の生活時間の調整不足

　農園地域の母や子どもの栄養不良は，雇用の機会不足など，基盤に社会的経済的「貧困」があり，十分に家族の食料を調達できないこともあげられる．しかし，調査から考えられる要因は複数あり，それは関連し合っている．母子の栄養不良の要因は家族らの不十分な所得による貧困や食料不足だけではない．まず，妊娠中の母に栄養素が必要であるという認識不足がある．それらが妊娠中の母親の体重が増えず，胎児発育不全となり，低出生体重児出産につながっていく．

　しかし，母と子どもの栄養不良は，単に母の知識不足だけで起きるものでもない．むしろ，彼女らの生活時間を理解することが重要である．たとえ食物があっても，食事時間が不規則になり，適切な時間に食事を摂れていない可能性もある．家事役割すなわち料理や洗濯などの手間の多さも自身の食事時間や休息時間を削ってしまう．さらに，父親の出稼ぎにより家族内役割が増え，母親が長時間労働となり，自身の農園労働も重なり，時間に追われ，子どもの離乳食や家族の献立が手薄になってしまうこともありうる．

　一方，経済的に「裕福」であっても，知識不足，健康管理不足で栄養不良になることもあるが，その場合は貧困者に比べると，選択肢がみつかりやすい．

（2）インフラの未整備・保健システム

　安全な飲食物や衛生設備へのアクセス不足など，家庭内の衛生環境，住宅環境もあげられる．食物を衛生的に保管・処理できていないことや不適切な調理器具，不衛生な食物管理に起因する消化器感染症，トイレなど衛生設備の不備による寄生虫感染症を起こしやすくなる．その場合，摂った栄養素が身体に吸収されなくなる．また，食物を購入する場合は町までの交通アクセスが不便なこともある．

　母や子どもの健康を護るPHM*は，人口4000-5000人当たり1人である．公的な保健人材の配置およびサポートが急務であるにもかかわらず，行政スタッフの多くは，シンハラ人であり，農園地域は民族性や言葉の壁があり，本地域での業務を敬遠しがちである．

　粗末な住居，生活苦の中で，「栄養不良」を個人の努力だけで解決するのは困難である．母の衛生知識や健康認識を高めると同時に，集合住宅の部屋数，安全な水，キッチン，トイレ，シャワー設備などの基本的な環境の整備や公的支援が急がれる（図7-3）．

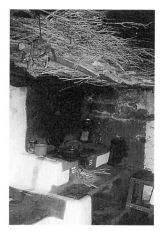

図7-3　集合住宅の薪式の竈

磯邉撮影．

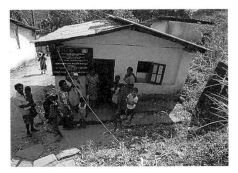

図7-4　個人農園のPHM事務所

磯邉撮影.

＊　PHM（Public Health of Midwife, 公衆衛生助産師）：行政および地域の母子保健の担い手.
家族計画をはじめ妊娠後の手続き，妊婦の出産前後の健康管理，出産後ケアや育児ケアの指
導にあたる．個人経営農園に所属する劣悪なPHM事務所（**図7-4**）も管理指導している．
人々は，子の出生届を，PHMもしくは農園事務所に提出する．農園事務所が県へ提出する．
　中央部州のPHMが実施した5歳未満児の成長モニタリングでは，出生後の乳児よりも，
1-2歳児，2-5歳児の成長に従い-2SD以下（低栄養児）の割合が増えている．DHS,
Central Province Annual Health Bulletin [2018].

5）職業的アイデンティティ・外部との交流

　女性たちは，自己の職業に対して，親密性や誇りが乏しく，子どもには自分
のような職業に就いてほしくない，とすべての女性が訴えていた．農園労働
は，町に出なくとも女性が仕事をもつことができる身近な職業であるが，女性
たちの職業的アイデンティティは希薄であった．

　本来，女性が仕事をもつことは，経済的自立を促すとともに，家族や職場，
コミュニティにおける意思決定，発言力をもつことができるようになり，自信
や柔軟性につながる．また，自己を表現したり，協働で目的意識をもって労働
することの価値など，労働が経済面だけではなく，労働に基づく権原や自己の
生き方を認識する機会となる．しかし，農園の女性たちにとって労働の価値
は，家族の生活費に反映されるのみで，彼女ら自身の生き方や職業的アイデン
ティティの獲得に至っていない．

　一方，コミュニティには宗教グループやNGO，公的グループが存在するが，
女性たちの自主グループはみられず，他との交流もみられなかった．女性の福

　祉の実現にあたって，行政から与えられた制度の享受のみならず，選択の積極的能力を備えていくには，農園の福祉だけでは限界がある．農園外の他の人々と交流する機会や，他地域を知る学習の機会をもつことが必要である．しかし，農園外へ出る機会はほとんどなく，そのため社会や市場の状況を知る機会を失くしている．他者との交流や情報不足であると，教育の必要性さえ認識し難く，母として，1人の女性として，職業選択の自由やさまざまな可能性に気づくことを逃してしまう．

　女性が家庭外に仕事をもつことは，さまざまな参加と発言の機会が増え，仕事を通じて他者との交流により集団的な意思決定の機会を得，新たな自己の能力に気づくといわれる．すなわち家庭外で仕事をもつことは，新しい考え方や情報に接し，異なる背景をもつ人々と交わり，より幅広く社会の問題にも関与できるようになる．農園の女性に関して言えば，農園外に出ることを意味するが，交通アクセスや費用の面から難しい．他地域の女性グループや農村などとの交流や農園労働以外の職業に就く機会があればよいが，その機会も乏しく，労働の価値や職業アイデンティティを再認識し難くしている．

7-2　母の授乳スケジュール
—2020年調査—[7]

　WHOやUNICEFは，最初の授乳から生後6カ月未満は完全母乳を推奨，6カ月後は適切な補完食品を使用し，最大2年以上の母乳育児を推奨している．それほど母乳授乳は重要であり，清潔で適温，適質，いつでもどこでも授乳可能で子どもにとって安全・安心の栄養素である．また，栄養補給だけでなく，下痢や肺炎など乳幼児が罹患しやすい病気を防いだり，罹患しても早期回復が期待できる．母子保健の成功国として知られる当国は生後6カ月未満の完全母乳栄養率が高い（82.0%，UNICEF［2019］）．

　2020年3月，改めて茶摘みの農園労働に就く女性で出産5年以内の母親334人の授乳状況を調査した．20歳代118人（35%），30歳代209人（63%），40歳代7人（2%）であった．教育水準は229人中，未就学3人（1%），初等教育まで35人（15%），中等教育（前期）まで87人（38%），O level取得90人（39%），A level取得14人（6%）であった．55%が義務教育を終えていなかった．最新の出産履歴では，低出生体重児（2500g未満）を出産した人は77人（29.3%）であった．

① 母の授乳およびサポートに関するケイパビリティ

・**1日の授乳回数**：331人中，8-10回が197人（59.5%），6-7回が108人（32.6%），5回が16人（4.8%），11回以上が10人（3%）であった．フィールドで働く母の平均的授乳スケジュールは下記のとおりである（**表7-2**）．

・**授乳内容**：327人中，母乳のみ（完全母乳）は124人（37.9%），混合（母乳と粉ミルク）は202人（61.8%），粉ミルクのみ1人（0.3%）であった．完全母乳の母は仕事前に搾乳し（平均100-150mL）を保育所に預けていた．

・**夜間授乳の回数とサポート**：333人中，4-5回が174人（52.2%），そのサポート者（複数回答）は，夫67人（20%），義母27人（8%），夫と義母219人（65%），実母12人（4%），サポート無し4人（1%）であった．

・**粉ミルク使用状況**：208人中，市販の粉ミルクが203人（98%），牛乳4人（2%）であった．粉ミルクは高価であるが購入していた．最近，牛を飼う人がおり，牛乳との併用が25人あった．

・**粉ミルク使用の理由**：粉ミルクを使う理由は，147人中，農園労働に時間をとられる50人（34%），自宅・保育所・職場間の距離が遠い31人（21%），家事の多さ（調理や洗濯）37人（25.2%），母乳不足16人（10.1%），双子のため1人

表7-2　母の（平均的）授乳スケジュール

5：30-	起床
6：00	家族の朝食作り，水汲み
	自身と子ども，夫の昼食をパックする，身支度
7：30-	収穫期は早朝6：45に出勤
8：00	家を出るとき母乳授乳，搾乳する
	保育所へ搾乳，粉ミルク，牛乳を持参，子どもを預け出勤（山へ）
9：00	保育士が授乳（母乳もしくは粉ミルク）
10：00-	山を降り，摘んだ茶葉の計量，ティータイム
10：30	授乳する母は，保育所に行き授乳（母乳もしくは粉ミルク）
11：30	授乳後，山へ戻り，仕事再開
13：00	保育士が授乳（母乳もしくは粉ミルク）
14：30	山を降り，摘んだ茶葉の計量
	保育所で母乳授乳
	薪を拾い集めながら帰る　帰宅後授乳（母乳もしくは粉ミルク）
16：00	水シャワーを浴びる
	畑の世話，牛を飼っている人はその世話，川で洗濯など
	こどもの宿題をみる
19：00	夕食準備
20：00	夕食　適宜授乳（母乳もしくは粉ミルク）
21：00	就寝　適宜授乳（母乳もしくは粉ミルク）

磯邉作成.

（0.7%），口唇裂1人（0.7%）であった．

・**乳腺炎ケア**：325人中，78人（24%）が乳腺炎を起こしていた．うち57人（73%）が混合乳であった．手当はほとんどが自宅でhot water（温めてマッサージする方法）を行い，症状悪化時のみ病院受診していた．完全母乳（母乳のみ）の人は，乳腺炎が混合乳に比べて低率であった．

・**離乳食の時期・内容**：離乳食開始時期は301人中，多い順に，6カ月：222人（74%），7カ月：20人（7％），5カ月：19人（6％），9カ月：12人（4％），4カ月：11人（4％）であった．11-12カ月以上が8人いた．

　離乳食の内容は308人中，（複数回答528件）米飯ベースで，野菜 103件，トリポーシャ（妊婦や低体重児への政府無料配給の栄養補助食品：原料はトウモロコシ）52件（図7-6），ポテト 49件，ダール豆 47件，市販離乳食のセリラック 40件（図7-7），

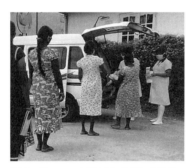

図7-5　コロナ禍の下，妊婦にトリポーシャの配布

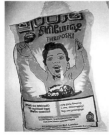
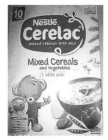

図7-6　トリポーシャ　図7-7　市販離乳食
　　　　　　　　　　　　　　　　セリラック
磯邉撮影．
　　　　　　　　　磯邉撮影．

ビスケット 36件, 紅コメ 26件, ミルク 24件, golden cow biscuit (市販離乳食) 22件, 魚 20件, 他にニンジン, カレー, グリーングラム豆, 緑葉, 牛乳, 卵, チキンであった. 乳児の禁忌食品はなかった.

保育所は離乳食を用意していないため母親が持参している. 一部観察したが, 栄養的にも量的にも不十分であった. 子どもを保育所に預けていない場合は実母もしくは叔母, 姉妹が世話をしていた.

② 母の労働と混合授乳に関するケイパビリティ

UNICEFやWHOが推奨する生後6カ月間の完全母乳授乳は, 37.9％で, 母乳と粉ミルクの混合授乳は61.8％であった. 粉ミルクを使う人の34％が農園労働に時間がとられると答えた. 時間内の労働ノルマが優先されるからである. また, 自宅もしくは保育所と職場 (茶畑) が距離的に遠く, 山中昇降の時間も要る. そのため, 母乳授乳はティータイム10時の茶葉計量時のみとなっている. 母自身の休息時間はほとんどない. 最近は16kgのノルマを達成すれば, 早期帰宅ができる, そのため昼食を省く人がいる. それは母乳の質を低下させるとともに, さらに過重労働を課す. 収穫期には幾人かの女性は早朝出勤し, 仕事が長時間になるため粉ミルクに頼るほかない. 粉ミルクは高価である. 最も利用されている "Lactogen" は1箱350g (約400円), "Anchor" は1箱350g (約620円) で日当に近い額である. それでも母乳授乳の時間がないと購入する人が多い.

母の半数 (55％) が義務教育 (9年間就学) を全うせず, そのため母は子の成長発達や自身の栄養不良に気づき難く, 家族の健康にも関心をもち難い. 今回, 完全母乳栄養と教育水準との明らかな関連性はなかったが, 母が義務教育を全うしていないことは, 育児認識の低さにつながる. 離乳食開始は, 6カ月開始が最も多く, 一般的な水準であった. しかし, 内容は野菜, ポテト, ニンジンなどがベースにあるものの, 市販食品利用者が多く, 母が子どものための食事を作る認識の不足, そしてその時間も少ないことが考えられた.

スリランカの育児休暇と授乳休憩

店舗・事務所条例および賃金条例が適用される職種 (工場勤務者など) は, 出産に84日間 (産前14日・産後70日) の有給休暇がある. 死産の場合は42日間 (産前14日・産後28日) がある.

公務員の場合は, 84日間の全額支給の休暇のほか, さらに84日間の半額支給の休暇

（いくつかの条件が適用される），さらに84日間の無給休暇（いくつかの条件が適用される）を取得できるなど，優遇されている．

　民間企業の従業員には，日本の育児休暇に相当するような休暇制度はない．しかし，授乳を目的とした有給休憩時間の制度がある．民間の工場や農園の従業員に適用される労働法「出産手当条例（Maternity Benefits Ordinance)」の第12条Bでは，授乳中の母親は，1歳未満の乳児に授乳するための休憩時間を有給で取得することができる．工場などではこの制度を使って遅出したり，早退したりする人が多い．

出産手当条例12B 授乳中の母親への授乳時間の提供

　女性従業員が1歳未満の子供を養育している場合には，その職種にかかわらず，9時間の間に，その従業員が必要とする時に2回の授乳時間を与えなければならない．当該従業員が授乳するために雇用主が託児所その他の適当な場所を提供している場合には授乳時間は各30分以上，託児所その他の適当な場所が提供されていない場合には各1時間以上とする．これは，法律に基づいて従業員に与えられている食事時間または休憩時間に加えて与えるべきである．このようにして従業員が取得した授乳時間は，労働時間とみなされる（有給）．

出所）　https://www.srilankalaw.lk/Volume-V/maternity-benefits-ordinance.html

7－3　母の家計コントロール力と権原
―2020年調査―[8]

　母が自身の生き方を選択していくには，日常の労働対価に関心をもつ必要がある．茶摘み労働は1年中あり，母は定期収入を得ているが，逆に夫は草取りや農薬散布の不定期な労働になりやすい．そのため母の収入は家庭経済に大きな位置を占めている．しかし，家計コントロールできる母は1/3に満たなかった（表7-3）．

表7-3　給与受取と家計調整 （単位：人）

	本人	夫	夫とともに	義父母（実父母）
給与受取 n=259	82 (32%)	155 (60%)	1 (0%)	16 (5) (8%)
家計調整 n=306	83 (27%)	161 (53%)	32 (10%)	19 (11) (10%)

出所）　磯邉・植村・戸田・松永 [2020].

① 母の労働対価と権原に関するケイパビリティ

・**母の経済的権原**：母親は定期収入を得ているものの，68％が給与受取を夫や義父母などに託し，63％は家計管理も託していた．買い物も夫に託していた．理由は農園労働で忙しいためと答え，夫や義父母に託すことに疑問や違和感をもっていないようだった．読み書きや計算がめんどう，という人もいたが，自身の時間が取り難い状況とみられた．母の1日の茶摘みのノルマが16kg，28日/月出勤することで，一定の日当が確保される．そのため朝から夕方まで自宅と仕事場（フィールド）の往来で体力的にも，時間的にも余裕がないことにより，夫や義母に家計を任せ易くなる．女性は，生計の維持に貢献しているにもかかわらず，ほとんどが家計の管理に参加していなかった．

　自分で得た利益で必要なものを買ったり，他者との話し合いや得た情報を自身のことに活用するといった自己裁量の能力は低かった．家計コントロールに参加しないことは，慢性的貧困や窮乏を長引かせる要因となってしまう．

② 家計管理と生活の質の向上に関するケイパビリティ

　母が家計に関心をもち，家族の教育や食費について介入できる機会があれば，自身や家族の健康，生活の質などを考える動機にもなる．しかし，家計管理に参加していなければ，家族の成長に見合った必要栄養素を考慮したり，将来の見通しを考えることは困難である．町に出ると，食品の値段や価値を知ることで，生活設計を見直す機会となるが，その機会も少ない．

注

1）Annual Health Bulletin [2018], DHS, Central Province.
2）磯邉・戸田・松永・植村 [2018：16-20].
3）農園管轄下でCWC（労働組合）に所属する農園のキーパーソンに「カンガーニ」がいる．当人もインドタミル人．カンガーニと労働組合はコミュニティも管理する．茶葉収穫量の測定，茶畑の環境維持，仕事の割り振り，出欠の勤務管理，業務の遂行管理，時短や病気休暇の管理，昼休み管理を行っている．勤務報告は朝8時，カンガーニからフィールドオフィサーへ，10時にフィールドオフィサーからアシスタントマネジャーへ伝えられる．
4）ライフコーダによる調査では，工場労働の女性の睡眠時間は平均3-4時間/日であった．磯邉・植村 [2014：4].
　　当園の女性の夜勤規定は，「女性の意思に反した夜間労働を強制することはできない．雇用主は午後10時以降に女性を雇用する場合，労働長官の事前承認を得なければならない．また，午前6時から午後6時まで勤務したことのある女性を午後10時以降に雇用す

ることはできない．夜間に働く女性労働者の福祉を監督するために，女性の監視員が任命されなければならない．1 カ月間に女性労働者に割り当てられる夜勤の回数は10回を超えてはならない」という規定がある．〔Section 2A of the Employment of Women, Young Persons and Children Act〕.

5 ）左合［2018：155］.

6 ）昭和大学DOHad研究班：将来の健康や特定の病気へのかかりやすさは，胎児期や生後早期の環境の影響を強く受けて決定される.

7 ）戸田・磯邉・植村・松永［2020b：194］.

8 ）磯邉・植村・戸田・松永［2020b：30］.

第8章　子どもの心身の発達と自由

第8章

8－1　子どもの身体の発達
―2019年調査―

　2019年8月，ヌワラエリア県の農園の密集するD地区一帯の農園託児所A－Jの10カ所にて，416人の0-60カ月の子どもの身長・体重を測定した.
　① 子どもの生存と発達に不可欠なケイパビリティ
・子どもの身体診査：母が仕事中に子どもを預ける保育所（無作為選出）の0-60カ月の子どもに対してWHOのChild Growth Standards（CGS）を用い，weight-for-age（年齢相応の体重），height-for-age（年齢相応の身長＝低体重と慢性的な低栄養状態を示す発育阻害stunting）を算出し，年齢に応じた発達を遂げているかを評価した. 年齢の割に低体重（－3SD～－2SD）は，女20.9%，男22.6%，年齢の割に低身長（－3SD～－2SD）は，女22.4%，男25.8%であった（表8-1, 8-2）.
　筆者らが2014年，同地域で行ったWHO-CGS（低体重：女33%，男25%，低身長：女47%，男36%）と比較すると，低体重・低身長ともに改善していた. しかし，世界の5歳以下の低体重児率（weight-for-age）7.3%，低身長児率（height-for-age）21.9%（2018年）［UNICEF, WHO, World Bank Group 2019］およびスリランカ国内の各々15%，17%（2016年）［WHO 2019］に比べると，本地域の低体重児は21.7%，低身長児は23.9%と依然高率であった.
　また，415人の健康発達記録から女児226人中65人（29%），男児189人中57人（30%），全体29.4%が低出生体重児であった.
　② 母の教育と育児に関するケイパビリティ
・母の教育水準と子どもの成長発達：本地域の女性の25%が未就学を含む初等

表 8 - 1　　Weight-for-age（0 -60カ月児）　　　　n=416

	女	割合（女）	男	割合（男）	総計	全体割合
＞+2SD	2	0.9%	4	2.1%	6	1.4%
from−2SD　to+2SD	176	78.2%	144	75.4%	320	76.9%
from−3SD　to＜−2SD	34	15.1%	32	16.8%	66	15.9%
＜−3SD	13	5.8%	11	5.8%	24	5.8%
総計	225	100.0%	191	100.0%	416	100.0%

出所）戸田・磯邉・植村・松永［2020a］.

表 8 - 2　　Height-for-age（0 -60カ月児）　　　　n=413

	女	割合（女）	男	割合（男）	総計	全体割合
＞+2SD	22	9.9%	16	8.4%	38	9.2%
from−2SD　to+2SD	151	67.7%	125	65.8%	276	66.8%
from−3SD　to＜−2SD	41	18.4%	31	16.3%	72	17.4%
＜−3SD	9	4.0%	18	9.5%	27	6.5%
総計	223	100.0%	190	100.0%	413	100.0%

出所）戸田・磯邉・植村・松永［2020a］.

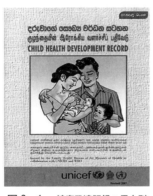

図 8 - 1　　健康発達記録：男女別

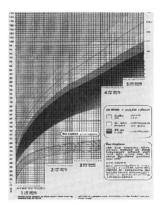

図 8 - 2　　WHOの成長曲線（0～
　　　　　　5歳まで）

教育までで，約半数が中等教育（義務教育）を修了していないことから，自身
や子どもの栄養管理の理解が十分されていないことが考えられる．妊娠中は，
母の体重や検査値を記録できる健診ノートをもつが，出産後は病院から子ども
の健康発達記録（WHO，UNICEF，政府協賛）の冊子が配布される（図 8 - 1 ：男女
別）．そこには母乳や離乳食の説明，WHOの成長曲線（CGS）が入っており，
母親が読めない場合，家族の誰かが成長曲線（図 8 - 2 ）を理解できることが必

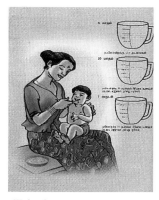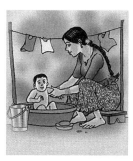

図8-3　Save the children 他，支援者共同の育児冊子の一部

要である．一方，国際NGOなどとの協賛で育児冊子が発行されている（図8-3）．

・**低栄養の世代循環**：元々母親自身の栄養状態が悪く，低出生体重児出産となり，小さい子どものまま育ち，その子どもが母親になり，農園地域の母子の低栄養の悪循環が続いている．母親の栄養知識の不足や食事作りに十分時間を取れていないなど複数の要因がある．

・**母の健康知識とアクセス**：当国の妊婦健診制度や予防接種などの普及により，妊産婦や子どもの死亡率は減少している．しかし，栄養不良の課題は続いている．PHMの栄養指導の強化のみならず，コミュニティで自ら行動を起こせるよう，母親・家族のエンパワメントを高める自主グループの創設や外部との情報アクセスの機会が必要である．農園という閉鎖社会のため，外部の他者との交流や教育不足を補完する健康学習の機会が必要である．

子どもの身体成長の健診規定：MOH（保健管理医），PHM（公衆衛生助産師）が定期的にチェックを行う．MOHは，乳幼児から14歳までの子どもの予防接種（この時期に体重測定，発達状況を健診）を行う．PHMは，2歳未満児を毎月，2-5歳児を3カ月毎，PHI（公衆衛生検査官）は，5-10歳児までを6カ月毎に体重チェックをしている．

8-2　子どもの歯の健康
—2019年調査—[2)]

　農園地域の子どもの低栄養や低出生体重児率などを示してきたが，5歳未満児を預かる農園保育所において子どもの成長発達に影響を与える口腔内の健康状態の調査を行った．幼児期からの口腔内の清潔習慣は成人期の健康につながる．2019年8月中央部州ヌワラエリヤ県の10カ所のA-Jの農園保育所で1-5歳児に対し，齲歯の有無および口腔内の清潔状態を家族の付き添いのもとで観察した．

　① 身体の発達に直接的に影響するケイパビリティ

・**齲歯の有無**：379人（男児177人，女児202人）の内訳は，1歳児は32人，2歳児は59人，3歳児は76人，4歳児は192人，5歳児は20人であった．齲歯の本数は1-3本84人（38％），4-6本75人（34％），7-9本31人（14％），10本以上32人（14％）で，222人（59％）に齲歯がみられた．多い年齢順は，4歳児146人（76％），5歳児15人（75％），3歳児42人（55％），2歳児17人（29％），1歳児2人（6％）であった．

・**口腔内の清潔状態**：全体の65％に口腔内に汚れがみられた（**表8-3**）．歯の汚れも4歳児以上（49〜60カ月）が最も多く78％であった．歯ぐきの腫れや出血など歯肉異常がみられたのは62％であり，これも4歳児が72％と最も多かった．歯並びが悪い，反対咬合など咬合異常は11％であった．

・**歯磨きの頻度**：242人中，朝のみは82％，朝夕は17％，朝昼夕は1％であった．

・**おやつの回数**：80％が2回/日であり，内容はビスケットが57％，ロッティ（小麦粉を練った平たいパン）が21％，トリポーシャが5％，その他が6％であった．

表8-3　月齢別　歯の清潔度　n=361

Dental Hygiene	13-24カ月	25-36カ月	37-48カ月	49-60カ月	総計
普通	22	31	27	40	120
良い	—	—	5	1	6
汚れ	7	32	47	149	235
総計	29	63	79	190	361

出所）磯邉・植村・戸田・松永［2021b］．

・**保育所での歯磨き教育**：保育所プログラムには規定されていない．保育士により実施されている箇所がある．今回の対象保育所の7カ所のうち2カ所で行われていた．

・**齲歯数と歯磨き回数・おやつの回数との関連性**：両者ともに関連性はみられなかった．

・**齲歯数とCGS評価との関連性**：歯の検診と同時に実施した身体測定（WHOのChild Growth Standards）結果との関連では，齲歯が5本以上の子ども92人（41%）のうち，84人（91%）に中等度以上の低体重・低身長がみられた．

　② **子どもの歯の健康と家族要因に関するケイパビリティ**

・**齲歯の背景と要因**：齲歯は子どもの生活背景を映す鏡といわれる．齲歯の原因は歯磨き教育が浸透していないだけではない．本地域の子どもの栄養不良の課題から，保護者の経済的困窮や口腔保健に関して認識が薄い可能性がある．不十分な栄養摂取，不規則な食生活，多忙な親から歯磨きや口腔内清掃の躾を受けていないこともある．当国には歯科健診制度（例：1歳半，3歳児など）やフッ素塗布の機会はない．MOH（保健管理医）のもと，移動歯科診療サービスがされているが，地理的条件もあり農園保育所への巡回は不定期な状況にある．基本は親や家族，保育士からの教育が必要である．

・**家族・コミュニティ教育**：5歳未満の時期の齲歯の進行は早いため（痛覚が未発達のため気づき難い），できるだけ早期に口腔衛生に関する介入を試みる必要がある．家庭や保育所において口腔衛生に対する意識向上を推進し，歯ブラシの選択や歯の磨き方を，家族員を含めて指導することである．親の真似をする時期でもあるため，まず両親が適切な歯磨きをしているかである．4歳児は発育が進み乳歯が一通り生えそろい，お菓子などに触れる機会も増え齲歯が発生しやすい時期である．一方，歯肉内では永久歯の生え変わりの準備が整う時期でもある．乳歯の齲歯を放置すると口腔内環境が悪化し生えてくる永久歯まで齲歯にしてしまう．この時期までに正しいケアを行うことは将来，齲歯や歯並びが乱れるリスクを低くでき，歯を支える筋肉を育てるための嚙む力やあごの発育にも影響し，身体発育アップにつながる．

・**齲歯予防の教育と栄養教育を連動**：口腔内の清潔は，さまざまな感染症予防にもつながる．齲歯だけではなく，歯の清潔度も含めて対策が必要である．「子どもの健やかな成長を守る」ことを前提に歯科の巡回医の他，PHMやコミュニティグループで，歯科検診を通じて子育て支援を行うことが望まれる．栄

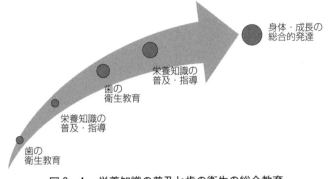

図8-4　栄養知識の普及と歯の衛生の総合教育
出所）　磯邉作成.

養指導と歯の健康指導を最初は少しの知識から始め，徐々に内容を深め，さらに交互に知識や指導を重ねていくと，子どもの身体成長の総合的な発達につながる（**図8-4**）．

8-3　子どもの身体・精神の発達
―2020年調査―

　5歳未満児にとって，適切な身体的・精神的発達を遂げられる保育がされているかは，子どもの現在から将来につながる重要な課題である．とくに安全で安心な保育環境は子どもの精神発達に与える影響が大きい．

1）保育環境と保育プログラム
　保育所の適切な保育人材の配置や設備は，子どもの基本的自由を守り，子どもがよく生き，成長するための（well-beings）資源であり，必須条件である．子どもは成長発達に必要な教育や人との関わりにおいて，身体的にも精神的にも社会的にも，成長していく．
　Creche（農園保育所）は乳児から5歳未満児を母の仕事中に預かっているが，保育士による「授乳業務」は生後1年までとなっている．育児プログラムは個々の保育所で違いはあるが，調査した7カ所の保育所を統合すると次のプログラムのようになる（**表8-4**）．

表 8 - 4　保育士のスケジュール

時間	プログラム
7：30	出欠確認，子どもの持参物をチェック，洋服や母が持参した搾乳
8：30	子どもを 3 つのグループに分ける（乳児，幼児，年長児）
9：00	お祈り
	乳児に授乳（母が持参した搾乳もしくは粉ミルク）
9：30	歌，ダンス，遊戯
10：00	手洗い，持参食を給食，下山した母は母乳授乳もしくは粉ミルク，子により離乳食を与える
11：00	2 歳以下の子どもは昼寝
	手洗いして昼食，保育士によって食事を作る場合がある（年長児）
12：00	歌，ダンス，紙芝居，幼児の食事
	年長児は絵描きやぬり絵（動物，花，果物など），外で遊ぶ，
13：00	乳児に授乳（母が持参した搾乳もしくは粉ミルク），および離乳食
	年長児に紙芝居
14：00	帰り支度を始める
14：30	母や祖母の迎えあり，母親は下山し授乳するか，帰宅して授乳する
14：45-	保育所を掃除し，閉める

注）　最近農園事務所から 1 回/週のみ食事が提供されるようになった．
出所）　磯邉作成．

2）保育，人材・教材，インフラ

　各保育所には，保育士（CDO：Child Development Officer）が 1 名配置されている．子どもが20人以上になると，アシスタントが 1 名配置されるが，十分子どもに目が届かない．そのため乳児を天井から吊るすことがあり，転落や脱水が危ぶまれる（図 8 - 5）．最近はベッドに移りつつある（図 8 - 6）．

　農園保育所は，Column 6：PREDOs報告書2011の時代と比べると，改善しつつある．しかし，保育所のセメントの床にナイロンシートを敷いた上で子どもは過ごし，手洗いやトイレも最低限の設備である．年齢に応じた保育；排泄の躾や食事，衛生教育などは十分にできていない．子ども数は保育所にもよるが30-50名が平均である．少ない保育士，少ない教材，衛生設備の未整備の中での保育である．保育士が不足している保育所は無資格者が勤務している．

　CDOは，O level取得者がコロンボのPHDT（Plantation Human Development Trust）の，ECCD（Education Child Care Development）で，6 カ月間乳幼児のケアについて研修を受けた者である．最近はタミル人もCDOの資格がとれるようになった．保育士の給与はRs. 3 万/月（約 1 万5000円）である．

　保育所は無料で母親の負担はないが，子どものミルク，離乳食や食品を自宅から持参しなければならない．保育士は母から預かった搾乳は冷蔵庫がないた

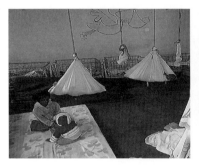

図8-5　天井から吊り下げる保育

磯邉撮影.

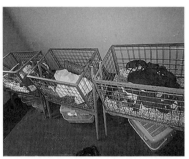

図8-6　柵付きベッドでの保育

磯邉撮影.

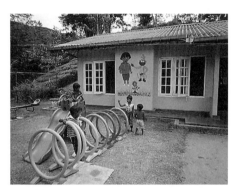

図8-7　最近，保育所に遊具が設置された

磯邉撮影.

め室温保存している．母はティータイムの時間に保育所に立ち寄るが，授乳室がないため，作業服のまま保育所の隅で授乳している．衛生面での改善が必要である．仕事場（山）・保育所・自宅の間が遠い場合は，粉ミルクを保育士に預けざるを得ない．

　離乳期の子どもには，母が持参した食事を与えているが，主にダール豆などに偏っており，子どもの成長に見合った栄養を考慮できないまま，子どもを預けている．保育所の壁には子どもの食事指導ポスターが種々貼られている（図8-8）．しかし母にその内容は十分届いていない．母には離乳食を配慮する時間があまりに少ない．また，手指を使っての食習慣のため，衛生面での教育が必要である．

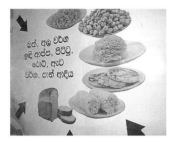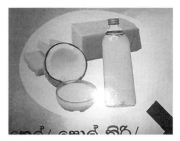

図8-8　保育所提示のおやつの内容や離乳食の啓蒙ポスター

　最近，いくつかの保育所では農園会社から文具教材が少しずつ提供されつつある．さらにトイレや手洗い場，遊び場などのインフラ整備が望まれる．また，母の意見が伝わるよう保育所との意見交換，話し合いの機会が定期的に必要である．

Column 6　NGO "PREDOs報告書" より（一部）2011

　どのプランテーションも朝から夕方まで子どもを親が仕事を終えるまで引き留めておくためのクレーチェと呼ばれる保育所をもっている．その理由は2つ紹介されている．1つは親が子どもの世話をする負担をなくして，きちんと出勤し茶葉の生産をあげることであり，もう1つは，子どもが茶畑にダメージを与えないよう，子どもを保育所内に引き留めることであった．それは子どもを（茶畑の中で）管理する方法でもあった．いくつかの保育所は家畜小屋よりはましであり，タミル人の間では「子ども小屋」と呼ばれた．子ども25人から40人まで番号を付けて，生後3カ月から5歳までの子どもをグループ分けした．保育所の世話人は知能が低く，農園の仕事が普通にできない老人もしくは中年の女性をあてた．ふつうの母親なら子どもによい育児をしたいだろうが，当世話人には，そのような人を任命した．経営者側のコストダウンのためであった．異なる年齢の沢山の子どもを管理する世話人の業務評価が必要であったことは言うまでもない．

　その後，託児所はリフォームし，グレードアップし，託児所の世話人はトレーニングを受けた若い女性に替えた．しかし，不幸にも（政治家は）託児所の世話人を政治のアジェンダを促進するための役職とみなした．タミル人の住むプランテーションであるのに，世話人の90%以上が主に政治的影響力のある多数派のシンハラコミュニティから任命された．タミル人の子どもはタミル語が理解されな

いまま，彼らの母も言語教育や学ぶ権利さえ否定された．両親は子どもの人権へ
の重圧なるものに静かに耐えた．

出典：Plantation Rural Education & Development Organization, "PREDO's work in the Plantation and Health of People", 2011.

注

1）戸田・磯邉・植村・松永［2020a：37］.
2）磯邉・植村・戸田・松永［2021a：1］.

第9章 小学生・中学生前期の子どもの発達と自由

9-1 小学生・中学生前期の子どもの健康
—2016年調査—[1)]

　2016年9月，中央部州ヌワラエリヤ県にある2つの農園（人口5000-6000人）の初等教育の学校4カ所および中等教育前期の学校の2カ所の児童・生徒（両校ともにタミル住民の学校），計558人の対象者に身長，体重測定と，Pronto-7（Masimo）での貧血検査を行った．

1）半数が低身長・低体重
　6歳から10歳の初等教育の子ども（以下，小学生；Primary 1-5）255人，11歳から12歳児（中学前期；Junior secondary 1-2）303人，計558人（男子273，女子285）に実施した．年齢別の身長・体重評価は，国内に比較データがないため日本の（同年齢）と比較すると，平均身長は3-14cm低く，平均体重は3-12kg低かった．
　身長評価はWHOのCGS評価におけるheight-for-age（年齢相応の身長）のZ-scoresからStandard Deviation（SD：標準偏差）を用いた．体重評価はRohrerローレル指数（CASIO計算式 体重（kg）÷身長（cm）^{3}×10^7）を用いた．
　WHOのCGS評価（height-for-age：HFA身長評価）では，255人の小学生全員のHFAは，−2 to＜−1（低身長）から＜−3未満（重度の低身長）が計43.2％で，約半数が低身長（発育阻害）であった（表9-1）．中学生前期全員において，−2 to＜−1から＜−3未満が計42.1％で年齢の割に低身長であった（表9-2）．
　ローレル指数での体重評価は，558人全体では「やせ気味」44.8％，「やせ」は11.5％であった．男子は女子より，「やせ気味」（50.5％）および「やせ」

表9-1 Pr1-5のHFA（6-10歳）　　n=255

CGSによるHFA	男		女		計	
	人	%	人	%	人	%
	1	0.8	0	0.0	1	0.4
＋2 to＜＋3	1	0.8	2	1.6	3	1.2
＋1 to＜＋2	7	5.5	9	7.1	16	6.2
Median to＜＋1	16	12.5	23	18.1	39	15.3
－1 to＜Median	46	35.9	40	31.5	86	33.7
－2 to＜－1	38	29.7	37	29.1	75	29.4
－3 to＜－2	15	11.7	16	12.6	31	12.2
＜－3	4	3.1	0	0.0	4	1.6
計	128	100	127	100	255	100

出所）磯邉・瀬川［2017］.

表9-2 JS1-2（11-12歳）のHFA　　n=303

CGSによるHFA	男		女		計	
	人	%	人	%	人	%
＞＋3	2	1.4	0	0	2	0.6
＋2 to＜＋3	2	1.4	0	0	2	0.6
＋1 to＜＋2	10	6.9	5	3.2	15	4.9
Median to＜＋1	29	20.0	27	17.1	56	18.5
－1 to＜Median	45	31.0	56	35.4	101	33.3
－2 to＜－1	43	29.7	52	32.9	95	31.3
－3 to＜－2	13	8.9	13	8.2	27	8.9
＜－3	1	0.7	5	3.2	6	1.9
計	145	100	158	100	303	100

出所）磯邉・瀬川［2017］.

表9-3 ローレル指数（CASIO）による男女別の体重評価　n=558

基準値	判定	男		女		計	
		人	%	人	%	人	%
100未満	やせ	35	12.8	29	10.2	64	11.5
100～115未満	やせぎみ	138	50.5	112	39.3	250	44.8
115～145未満	正常	96	35.2	127	44.6	223	39.9
145～160未満	肥満ぎみ	4	1.5	15	5.3	19	3.4
160以上	肥満	0	0.0	2	0.7	2	0.4
計		273	100	285	100	558	100

注）ローレル指数とは体重（kg）÷身長（cm）^{3}×10^7
出所）磯邉・瀬川［2017］.

（12.8％）があった（**表9-3**）．学年別では，男子は小学校高学年―中学前期まで，「やせ」および「やせ気味」が70-80％，女子は40-60％の割合で男子より少なかった．貧血（WHO Hb 12g/dL未満）は，（Pront 7 -MASIMO）で測定した180人中，小学生男子13.5％，女子13.8％にみられ，中学前期の男子はゼロ，女子は

1.3%であり，中学生になると改善していた．

2）学校の設備・衛生環境
通学距離は1-4kmが平均距離であり，公道だけで
なく山道を通学する生徒もいる．学校に水タンクや蛇
口はあるが不完全のため水筒持参の生徒が約3割い
た．茶畑の斜面に学校があるため，運動場やスポー
ツ器具は設置されておらず，教室のみである．トイレは
粗末（図9-1）で女子生徒の安全性が危惧される．

児童・生徒たちの家族員は平均6人，調査日の朝食
内容を聞くと，穀類とカレーを摂ったという生徒が多
かったが，中には朝食を摂っていない生徒もいた．皮
膚疾患が多くみられ，消化器・呼吸器疾患の順にみら
れた．学校保健はMOHとPHIが担うが，担当地域が
広く，十分巡回できていない．

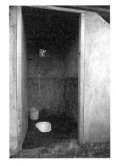

図9-1　小学校のトイレ
（ペーパーはない）
磯邉撮影.

3）将来なりたい職業
男子は技師（メカニック），医師，警察官，軍人の長，教師の順で，女子は教
師，医師，看護師長，弁護士，警察官の順であった．農園労働者はいなかった
が，農園の管理職，と答えた生徒が2人いた．

9-2　政策と学校・地域コミュニティの連携

小学校および中学前期の生徒の約40%に低身長，低体重がみられた．必要な
栄養摂取の不足のみならず，衛生教育の遅延や学校のインフラの未整備の影響
も考えられた．トイレ，手洗いなどの衛生設備の改善が急がれる．最近小学校
で公的政策として，朝食サービスが始まっている（図9-3）．理由は，徒歩で
の長時間通学や朝食抜きで登校する児童・生徒がいるからである．一方で，両
親が学校教育に参加・協力しない，朝食を食べさせない親がいることもわか
り，家庭や地域が一体となって子どもの栄養教育を進める必要がある．

子どもの栄養問題は個人の努力や啓蒙だけでは解決し難く，学校のインフラ
の充実の他，地域単位（家庭や職場，コミュニティ）での取り組みが求められる．

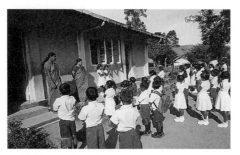

図9-2　小学校の朝礼：祈りと掃除で始まる
磯邉撮影.

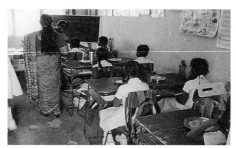

図9-3　朝食の配給
磯邉撮影.

そのためには，小学校低学年から，定期的な健診や親への健康教育を含めて，地域で子どもの健康向上を目指す必要がある．文化面からは，家庭内の栄養分配をスムーズにし，女性や子どもに必要な栄養が分配されるよう，政府の政策実行性と連関させ，外部機関やNGOなどからの働きかけが必要である．地域密着型の取り組みは，未就学の子どもを発見できる利点もある．

　以上のように，母や子どもの栄養問題を抱える農園地域において，子どもの成長発達を阻害する複数要因への取り組みが必要である．政府の政策の浸透と教育施設，家庭教育，保育施設，コミュニティの取り組み，農園福祉など，多様な形態で教育機関と地域住民が一体となって子どもの成長発達を支える能動的な取り組みが必要である．

注

1 ）磯邉・瀬川［2017：36］.

第10章｜農園地域の母と子どもの
　　　　ケイパビリティの拡大を目指して

10-1　母と子どもが人生の豊かさを育むために

　これまでの調査分析から，農園で働く女性たちは，望ましい健康生活を送るための健康や知識，自尊心，地域社会への参加など，ケイパビリティを増大させる手段を十分もち得ていなかった．さらに自由な意思決定の機会も乏しく，自ら価値があると考えることや望ましい生き方を実現するための機能が不足しており，それらを追求するためのアクセスも乏しかった．

　そのため母子の健康や成長発達を育むために下記のケイパビリティ（機能の束）および福祉的自由の具現化が求められる．これらは母子の境遇の改善に必要な機能であり，人としての権利であり，経済的，社会的権利である．彼女らが何をなすのか，できるのか，に関わる自律的な意思決定の自由（市民的自由）や社会的目標の設定プロセスに参加する自由（政治的自由*）をより確立し，調整を図っていくうえでも不可欠である．これらは公的議論や検証のもとで，彼女らの「必要」を認識し，母と子どもが人生の豊かさを育んでいくうえで不可欠な機能である．

　また，これらの要求は個人の主体性が尊重されたうえで効果的な支援を得られるよう，政治的，市民的権利の既成観念を越えて国家や社会に要求するとともに，資源配分の枠組みに影響をおよぼすものである．

＊　政治的自由は選挙権だけでなく，地域社会の活動への参加，公の討論への出席，政治への意思決定の参加，さらに民族や職業，移民という出自により社会的疎外や差別を受けないなどの能力も含まれる．自己の存在が保障され，生き方の自由を他者に阻害されない実質的自由までを意味する．今日，明日，必要とする自由であり，誰しももち得ている自由を指す．

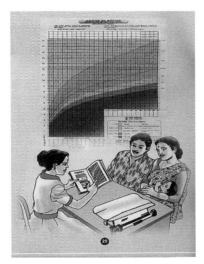

図10-1　政府，NGO共同の育児冊子

1）母子の健康生活に不可欠なケイパビリティ

① 基礎教育達成と再教育の機会があり，母子が自らの生き方やありようを選択できる

・すべての女性が義務教育（中等教育）9年間を達成する
　未達成の人には再教育の機会がある

・国の制度や政策，情報を理解し，自己の健康生活や生き方に反映させる

・WHOの子どもの成長曲線の知識をもち，望ましい育児方法により子どもの成長発達過程に貢献する（図10-1）

② 妊娠，出産，産後に異常の早期発見がされ母子が健康な発達を遂げる

・妊娠前〜中〜後の異常兆候について知識をもち，リスクを回避できる

・10回以上の妊婦健診を全うし，児が早死しない

・母の健診手帳と子の健康発達記録が一体化（日本の母子健康手帳のように）され，健康管理ができる

・母が栄養必要量を知り，妊娠中はとくに栄養の家族内分配が配慮される
　非妊時も栄養をバランスよく摂取できる

・低出生体重児出産，死産，早産を避けられ，病児に対しては良質のケアがされる

・乳幼児が風邪や下痢などの予防可能な疾病から逃れられる
・行政スタッフが農園地域にしっかりと入り，母子の健康改善を促進する
・出産直後から完全母乳栄養が最低6カ月は保障される
　必要な子どもには，1-2年の母乳授乳が継続される
③ **母が自身の意思でセルフコントロールでき，健康生活を送る**
・健康への関心と栄養知識をもち，健康行動をとることができる
・精神的，社会的不安を相談できる場所があり，悩みや不安を軽減できる
・すべての出産に84日間の有休がとれる（3人目以降減給されない）
・一定期間の育児に関する有休がある（時短出勤が可能である）
④ **人間らしい住居，安全なインフラが整備される**
・家族員に見合う住居，清潔な水と衛生設備が各世帯にある
・公衆衛生の知識をもち，家族が予防可能な疾病から逃れられる
・牛小屋と住居が離れている
⑤ **家族全体が人並みの生活を送ることができる**
・安定した生計が営まれ一定の生活水準を得られる（家族に標準的所得がある）
・家族（夫）の職業が安定する

2）**労働者の権利と経済的・社会的アクセスに関するケイパビリティ**
① **仕事の安全および働きやすい労働環境がある**
・山中でヒルやヘビから身体を護ることができる（ゴム草履から靴へ，
　サリーからパンタロンへ）
・妊娠中は軽作業とし，茶摘み量（ノルマ）が配慮される
・自分の気持ちや考えを適切に表現でき，労働条件の改善を要求できる
② **経済的・社会的アクセスの機会があり，職業の選択の機会がある**
・経済的アクセスの機会があり，他の職業の選択の機会がある
・他地域，他職種，他の人々との交流や情報があり，参加の機会がある

3）**政治・社会参加や，変化を生み出す能力に関するケイパビリティ**
① **社会的ネットワークやコミュニティ活動に参加し，交流が促進される**
・民主的な社会基盤があり，政治的，経済的参加や地域社会への参加ができる
・母（女性）が意見を述べる場や，他の地域の人々との連帯の機会がある

・既存の政策や地域資源（保育所／幼稚園／小中学校／家庭）を包括したコミュニティ活動が自主的に運営される

・国際および現地NGOやコミュニティグループとの連携，参加や交流の機会がある

・農園コミュニティの主体性を促すさまざまな職域・分野との協働の機会がある

・女性の自主的活動が促進される（家族，職場，コミュニティの中で自立的に女性グループを構築できる）

4）家族・地域が関わるヘルスプロモーションに関するケイパビリティ：母子の健康〜家族の健康〜地域の健康へ

① 母子および家族全員の健康を達成するために行政と農園福祉が連携する

・MOHやPHM，PHIなど政策分野の人材と農園福祉（PHDT）の人材が協働，連携し農園福祉を活性化する

・母子の健康教育を通じて，家族，地域の関心へつなげ，家族・地域の健康が促進される

母子やコミュニティの健康改善が家族・地域で取り組まれる．

② コミュニティの課題を議論できる場がある

・コミュニティで地域の課題を議論する場がある

・コミュニティの主体的活動を支える公的，民的ファシリテーターが存在する

・出稼ぎ家族の相談など，支援者が存在し，家族機能の再構築ができる

・アルコール依存症，ビートル＊，家庭内虐待など，家族の健康を蝕む課題への対策が公的サポートとコミュニティレベルで取り組まれる

＊ キンマの葉にビンロウの種を置き，石灰を混ぜて嚙む習慣．血圧上昇や口腔癌を発生しやすい

③ 家事の役割分担は家族内で配分する（男性も含む）

・家族の役割分担や生活の工夫を行い，手間のかかる家事労働，交通アクセスの不便さなど，女性の身体にかかる負担を減少できる

・家庭，職場，コミュニティで母の役割を共有する機会がある

5）女性が多様な生き方を選択でき，生活の豊かさを拡げるためのケイパビリティ

① 女性が自己の意思をもち，発言の場を得られる*

・健康，家族生活，職業，教育について，他者と話し合う場，相談する場がある

・母が家計管理に参加し，家族の発達に応じた収支を管理できる

・労働の価値や意義に気づくとともに自己の現状とありたい自分に気づく

・公共設備への要求ができる（図書館は知的学習やゆとりの時間を保障し，女性の行動変容につながる）

② 農園外の人々，異なる背景の人々と交流し，友好共存ネットワークを創る機会がある

・女性の意思決定を支える女性グループや外部支援者（NGOなど）が身近にいる

・行事やプログラムに自己の意思で参加できる

③ 仕事から解放され，余暇時間がある

・家族・友人との団らんや語り合いなど，自由時間が適宜ある

・趣味など，個性を表現したり，気分転換の機会がある

④ 女性が健康の媒介者health agencyとなり社会や現状を変える力をもつ

・子どもの教育や知識に関して手助けできる

・健康や子育てなどテーマをもち，自主グループを構築できる

・すべてのライフサイクルにおける健康課題について住民や保健医療職などと話し合う関係性がある

・達成した機能は他の人へ体験を語り，拡げることができる

　＊　1993年Women's Charter女性憲章では，女性の「政治的権利と公民権，家庭内・教育・訓練の権利，経済的便益の権利，ヘルスケアと栄養の権利，社会差別，性差別暴力から保護される権利」が謳われ，これを保護するために国家女性委員会が設立されており，これは教育サービス担当省のもとにある．実際には十分機能していないことが課題である．

　〈http://www.childwomenmin.gov.lk〉

6）職業に対する尊厳と誇りの意識に関するケイパビリティ

・社会的対話や社会的地位向上の機会があり，職業に誇りの意識を得られる

・経験年数や労働に対する評価が適切に行われ，最低賃金の保障がある
・長期勤務者への配慮と評価がされる（手当や年休など）
・農園労働者としての否定的アイデンティティから，自己実現を可能とする
　アイデンティティへの転換がされる
・雇用者のワークバランスの配慮がある
・職業的・社会的偏見が撤廃され，職業による自己尊重低下を起こさない
・単一の職業の世代循環から解放される

7）民族的・社会的差別の撤廃と文化的多様性の承認に関するケイパビリティ

・民族，移民，政治的カーストによる差別の撤廃，宗教やジェンダー，文化的，言語的障壁に関する対応策が布かれる
・行政や民間，NGO支援を民族を超えた立場で求めることができる

　とくに1）2）3）7）[1]については，公共的に認知，保証もしくは制度化されるべき，母子の人としての諸機能であり，本人の自律的な個人の行為（責任と義務）を伴いながらも，これらに対して，なすべき「理由のある生を生きられる」よう，必要な諸条件を整える必要がある．既存の制度で実行されていなければ要求する必要がある．
　4）〜6）についても，制度化されなくても，権利として公共的に認知されるべき機能である．これらは生存の危機に対する人の耐性を高めるのみならず，5）については，女性が個性的な生き方を展開していくために必要不可欠な人の能力である．
　さらにこれらの背後にある個人の主体性や社会性，公共性との関わりにおいて「人は不十分であっても，実際に選択することを通じて，合理的，理性的選択の能力それ自体を高め，自分や他者に対する責任のあり方を再考し，選択と自己の利益のギャップに気づいていく側面がある」[2]．一方で，「価値ある生とは何か，という主体的な問いは，価値ある福祉とは何か，という社会的，公共的な問いに関連して，より吟味される側面や他者に対して説明する努力を通じて，理由がより明確化される」[3]．
　したがって，農園の女性たちがこれらの自由の保障において，他者との対話や関わりの中で実質的機会を得ることは，自分以外の人々にも関心を寄せる機

会や他者に対して公共的行為を要求する機会を与える．社会的対話が促進され，社会的価値としての仕事の意義や尊厳，誇りの意識をもつこともできるようになる．すべての機能は連関し合い，連続性をもち，統合された機能として，女性のケイパビリティを拡げ，発展していく．

10-2　1人ひとりの子どもが年齢に合った成長を遂げるために

　子どもが健やかな子ども時代を送ることは，ライフステージの基盤となり，豊かな成人期につながる．とくに発達段階に沿った保育環境は子どもの心身の発達に大きな影響をおよぼし，子どもの人生の豊かさそのものである．

　すなわち，1人のこどもが健康になるためには，1人だけの努力では不十分である．周囲の人も健康でなくてはならない．栄養充足や，公衆衛生上の課題，さまざまな感染症対策は，国家の政策と地域コミュニティの人々全体が取り組み，さらに家族や個人の取り組みが必要になる．

　≪その地域が健康でなければ，子どもが健康に育つことは難しい．≫

　地域コミュニティの取り組みは，地域の人々の認識に基づく，または拡がっていく健康活動が必要であり，教育の啓蒙・啓発が他の人に拡がっていく．

　以下のケイパビリティは，「子どもの権利」として保障され，これらは国，社会，コミュニティが関わり，実行される必要がある．

1）子どもの生命の保護と発達に不可欠な基本的ケイパビリティ

① 母の授乳時間が確保され完全母乳栄養が可能になる

・授乳期には，休憩時間とは別に母乳授乳時間が保障される

・授乳婦に対する労働条件の改善（母乳授乳時間を最低1年）として茶摘みのノルマが緩和される

・育児を可能にする時差出勤の保障がある

・母の昼食時間を確保する（母の健康と母乳の質の向上）

② 保育所環境（保育所内，衛生設備）が整備される

・保育所の居室（床，壁），キッチン，手洗い場などが衛生的に保たれる

・保育所に搾乳を保存できる設備があり，母は適切な場所で授乳できる

・トイレ，手洗いなどの衛生設備が整備される

・子どもが風邪や下痢などの予防可能な疾病から逃れられる

③ 子どもの年齢・発達に応じた保育が公私で取り組まれる

・乳幼児が月齢毎による公的な発達健診を受け，必要時指導がされる
・保育士資格者（CDO）が最低2名以上／1保育所に確保される
・成長発達に応じた栄養教育，衛生教育を含んだ保育が保育士および保護者によりされる
・保育士もしくは保護者により，月齢に合った適切な授乳，離乳食が与えられる
・適切な玩具や教材により，発達に応じた保育がされる
・子どもの遊び場や保育環境が安全に整備される
・家庭や地域の保育に関わる社会資源を利用できる（公的，民間NGOなどと連携がある）
・HPI，歯科衛生士などの歯科検診が定期的に行われる
・発達に応じた総合的な育児ケアが公私で保障される

2）家族，コミュニティでの育児の支援環境に関するケイパビリティ

① 母・家族が完全母乳栄養の知識を身につけている

・母乳の有用性や質の向上を認識でき，完全母乳栄養を実行するための要求を家族内，職場内，コミュニティ内で発言できる

② 地域コミュニティと公的機関，民間NGOなどの支援者と連携する

・経済的かつ安全，合理的な教育が住民間や保育所スタッフ間で行われる
・母や家族が育児や離乳食など，保育士と学習の機会がある

③ 職場，地域，農園の連携で学校，保育所の衛生設備を改善する

・学校や地域で性教育をはじめ，子どもの発達や女性の健康教育が地域コミュニティで自律的に行われる

注

1）スリランカには少数民族政策はないが，憲法「第4条　言語」は，公用語はシンハラ語，タミル語と規定し，英語は結合語（link language）とされる．「第12条　平等の権利」では，すべての人は法の前に平等であり，法によって等しく保護を受ける権利をもつとする．いかなる市民も民族，宗教，言語，カースト，性別，政治的意見，出生地などにより差別されないとある．〈https://people.cas.sc.edu/dubinsk/LING240/readings/Iqbal.Rights.of.Minorities.in.Sri.Lanka.pdf〉
2）セン・後藤［2008：81-82］．
3）同上［2008：22-23］．

第11章　母と子どものケイパビリティの拡大の可能性と実効性

　本書の中心テーマである「母子がよい状態に在ること，よく生きること（well-beings）」に関して，これまでの調査・分析結果から，改めて母子の自由の幅を拡げるための人の基本的なケイパビリティ（政治的条件，保健システム，インフラ設備，教育，知識，情報を得る機会など），母子の健康に関わるケイパビリティ（母と子どもの健康管理，母のセルフケア，保育の仕方など），労働環境・経済・社会に関するケイパビリティ（労働条件や社会コミュニティのありよう，家族形態など），自立的な社会参加や能動性に関するケイパビリティ（社会参加，公的要求，情報認知の機会など）を拡げる可能性および実効性について述べる．

11－1　実現しつつあるが，さらに必要な機能
―教育・医療―

　2003年以降，農園地域の子どものほとんどが小学校に通い，読み書きはできるようになった．しかし，農園居住区には小学校しかなく，中等教育修了およびO level取得（高校受験資格）は困難である．わずかだが未就学者も残っている．そのため農園の子どもの進学率は他地域に比べて低率である．9年間の義務教育は，4割が未達成であり，進学校がない，通学路の安全が保障されていないなどの通学アクセスの不備も課題である．彼らが農園労働者になる場合，教育歴を問われないため就学意欲が育ち難い土壌もある．

　しかし，同地域での筆者らの継続的な就学率の調査では，他地域に比べるといまだに低いが，最近は徐々にO level取得（高校進学資格）を希望する人が増えている．子どもにはよい教育を受けさせたい，人並みの生活をしてほしい，農園労働者にはなってほしくない，と母は願っており，現在の生活からの脱却を子どもに託している．

医療保健制度も農園地域に浸透し，かつてのように医師のいない農園診療所で出産し，母や子どもが死亡することは少なくなった．妊婦健診は多くの女性が受けるようになり，病院で出産するようになった．また，農園労働者であっても，第3子から減給されるものの出産に関して84日間の有給休暇を利用できる．子どもの予防接種も行き渡るようになった．

現在，母と子どもにとっての大きな課題は，低出生体重児出産，死産や早産，帝王切開の多さであり，最低でも国平均レベルに改善することである．筆者らの調査からも本指標は数年来変わっていない．その背景には，一律の制度政策だけでカバーできない母の労働条件や農園福祉の課題が考えられる．すなわち母親自身の健康管理の問題がある．それを家庭内に留めるのではなく，職場，コミュニティで取り組む必要がある．母自身が「人間らしい生存・生活」の権利を取り戻すことである．まずは，農園の労働条件や家事負担など，女性が過重労働から解放されるための社会的仕組みとして地域社会，コミュニティ，個人が享受できる支援システムが必要である．

1990年代から活発にみられたWorld Vision, Plan Sri Lanka, PREDO, Save the Childrenなどの現地および国際NGOの活動も，最近はコロンボ市や元紛争地域のジャフナのスリランカタミル人へ集中し，農園への支援は減少している．政府や組合，国民においても農園のタミル住民への関心は薄い．人口比率的にマイノリティ集団であること，第一次産業への国民の関心の低さ，農園社会の外部への発信力の乏しさ，民族差別，職業的カーストなども絡み，彼らの発展を遅延させている．

母のwell-beingsを達成するための諸機能（capabilities）の獲得には，さまざまな利用可能な人的資源および財政的，物質的資源の分配状況が配慮された行政サイドの介入が必要である．すなわち実質的な機会をもたらす行政職でタミル語を解する人（ならなおよい）が農園地域に一定数配置されること，MOHが住民を巻き込んだ保健活動，すなわち農園社会の課題を包括する多様なヘルスプログラムの実行，たとえば母子の栄養改善，疾病予防，学校保健，労働環境の改善などに集中的に取り組むことである．そこでは農園会社の人々，経済や社会分野の人々，コミュニティ住民との協働が求められる．

すなわち健康の機能（health functioning）と健康の媒介者（health agency）が，農園固有の家族，職場，コミュニティ集団の物理的，社会的環境の中で，スリランカ社会と同じように，母子の保健政策の確実な実行と，民族や文化的要因

を越えた積極的な地域保健，すなわち多言語，多民族共通の課題を包括した制
度政策および諸条件の整備が一層求められる．

11-2　実現し難いが，優先されるべき機能
—母のセルフケア能力—

　妊娠中の健診の機会や授乳指導を受ける機会は保障されるようになった．し
かし，母子の低栄養，低出生体重児，育児の課題は慢性的に続いている．とく
に母自身の健康管理はいまだに未充足で，3人に1人の低出生体重児出産率は
長年改善がみられない．
　母親は，農園労働者であるとともに，家族の経済的役割，家事役割など多重
な役割をもっている．そのため自身の身体のケアを十分できないでいる．大家
族の場合，母親は家族内の栄養配分の最後になる．経済的理由や伝統的食習慣
も連関し，たんぱく質やビタミンなどバランスのとれた食品を得るには限界が
ある．さらに女性にとって，家庭内，職場での権原が乏しく，自己の身体保護
のための時間を取り難い状態にある．なのに出産時の有給休暇以外に育児休暇
や時差出勤のシステムは適用されていないのである．
　彼女らの生活時間の調整と，妊娠中，出産前後のリスクへの注意喚起や保
護，出産後の一定の育児休暇が必要である．地域を巡回するPHMの人材不足
もあり，十分な指導が届き難い．母の多重労働の軽減に関しては家庭，職場，
コミュニティ，女性グループ，行政，他機関など，さまざまなグループが一体
となって取り組む必要がある．
　女性本人が価値をおく理由のある生があるとして，「選ぼうと思えば，選べ
たはずの諸機能が不足していると判断された場合には，社会的に補完する手立
てがとられなくてはならない．最終的に選ぶのは本人だということを残しつつ
も，実際に選ぶことを可能とする条件を整えることは社会の義務とされる[1]」．
重要なことは，彼女ら自身が互いにさまざまな情報や生活の工夫を共有する機
会があれば，他者の意見や経験から健康情報を得られ，自己の境遇や生き方，
健康生活について考える機会となる．同時に家族への教育やジェンダーを越え
た役割の必要性にも気づくことにつながる．

11-3　未充足だが，実現可能な機能
一生活水準・住宅・インフラー

　過去の歴史をいまだ揚々と引き継いでいるのが農園の労働構造と住宅環境である．今も多くのタミル人移民の子孫は農園労働者として農園内に居住している．農園の集合住宅に居住する際は家族の誰かが農園労働者であるという考え方もいまだに根付いている．そのため，最近では，夫が出稼ぎに出て，妻が農園労働者であることが多い．ただし，女性が出稼ぎに出ることもある．低所得者の彼らが暮らすには電気料金は負担するものの，農園内の無料の集合住宅のほかに選択肢は乏しい．なぜなら農園の土地は政府，会社はRPC（Regional Plantation Company）であり，個人で土地をもち，家を建築することは困難である．そのため家族の誰かに農園労働者になってもらい集合住宅で暮らし続けることになり，抜け出したくても抜け出せない状態である．

　生活の豊かさを最も象徴するのは住居，インフラであるが，いまだに部屋は狭く，暗く，水，電気，衛生設備などのインフラも劣悪である．飲料水，手洗い，衛生設備の充実は家族の生活基盤である．他の条件がすべて同等であれば，安全な水と衛生へのアクセスによる便益はとくに女性の労働負担に影響する．水は山のタンクから引いているが，安全な処理がされていないため，子どもには煮沸した飲料水をつくる．また，衛生面は女性にとって人間としての尊厳，自尊心，身体の安全に影響するため，安全な水や衛生設備は，男性よりも女性の健康に密接に結びついている．

　電気は部屋の灯りをとる程度で，窓がないため室内で本を読んだり，学習することは難しい．洗濯機や掃除機などの家電製品はないため，女性の家事負担は減らない．料理は薪式のため同様である．

　最近，2階建て集合住宅に改善されつつあるが，部屋数は上下各1つである（**図11-1**）*．農園では，土地所有はできないが，許可を得て，わずかな野菜栽培は可能である．また，定年退職一時金で大抵牛を一頭購入する人がおり，彼らにとって農園労働以外の収入源となっている．しかし，牛小屋が住居に隣接しており，公衆衛生上の課題が危惧される．

　*　最近はハウスユニットと呼ばれる2階建て集合住宅へ移行しつつある（**図11-1**）．外観は，整備されているが，台所や衛生設備などは，古い集合住宅と変わりはない．

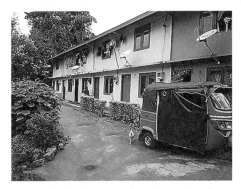

図11-1　２階建て集合住宅，上下１部屋
磯邉撮影.

11-4　見え難くされているが，重要な機能
―母のwell-beingsを実現するために―

　農園の女性たちの生活は，農園労働のほかに家庭や家族を優先したものになっている．仕事をもちながら家庭や子どもを大事にしている．家族でお茶を飲む，食事をする，TVの普及率は十分でないが，ドラマを視るなど身近な楽しみで安らぎを得ている．だからこそ，余暇時間を確保できる環境が整えられることは，女性のみならず，子どもや家庭の充実につながる．彼女らにとって価値ある生き方の１つである．

　一方，農園労働，水汲み，薪拾い，洗濯など，余裕のない生活時間に追われており，職業選択の機会や人並みの生活水準を得ることへの自由（もしくは不自由）に気づく機会を失くしている．実際には，困窮し，切りつめた生活を強いられているのだが，おそらく彼女らの願望や心理的尺度では，それほどひどい生活を送っているようには見えないのである．

　「人は長年に亘って困窮状態におかれていると，その犠牲者はいつも嘆き続けることはしなくなり，小さな慈悲に喜びを見出す努力をし，自分の願望を控えめな（現実的な）レベルにまで引き下げようとする．実際に，個人の力では変えることのできない逆境におかれると，その犠牲者は達成できないことを虚しく切望するよりは，達成可能な限られたものごとに願望を限定してしまう．

十分な栄養が取れず，最低限の教育も受けられず，適切な住居に住むことができないとしても，個人の困窮の程度は個人の願望達成の尺度には現れないかもしれない²⁾」.

　固定化してしまった困窮問題は深刻である．それゆえに，彼女らが「幸せを感じている」という心理状態だけで，人生を送るうえですべてであると見なすことはできない．また，人生を送るうえで「唯一」の価値ある機能ともいえない．個人の願望達成の側面のみで福祉（well-beings）を評価すること，もしくは他と比較することだけで，彼女らの福祉が達成しているか否かの評価はできない．より現実的かつ仮説的な考察が必要であるが，前提として個人の状態がどのようであるのか，ケイパビリティの概念に戻り，事実を十分理解したうえで，冷静な考察が必要である．

　ケイパビリティ・アプローチは，個人の制約が取り払われたなら選択されるかもしれない機能も福祉の機能の評価に加えると示される．

　農園の女性が声を出し難い過酷な労働条件や，固定化されたジェンダー役割，抑圧的な労働構造などの，さまざまな制約が解き放された場合，彼女らはどのような生き方や状態を選ぶであろうか．少なくとも母自身が適格な仕事を見つけるよう努めるか，もしくは余暇時間をつくり，農園外に出かけたり，外部の人と交流したりすれば，社会的対話の機会をつくることができよう．また，自身の生活をよくするために，どうすればよいかに気づく余裕が出てくるかもしれない．女性が自由に話すことのできる場や，自主的，自律的なグループ活動があると，地域の課題について横断的な思考が生まれる．自他ともに知識の向上や社会的一体性が促され，公的な要求を求めやすくなる．グループ創設には農園会社の許可が要るため，公的機関は，農園福祉に対し女性の福祉向上を目的に，コミュニティの人々との対話や発言の機会，参加の手段を提供し，積極的な介入を行う必要がある．

11－5　実現に時間を要する機能
　　　　　　—歴史的課題と価値ある人生の選択　真の自由を得るために—

　農園地域の歴史は約200年になるが，農園のタミル住民の生命や生活の質は大きく変化してこなかった．2003年以降選挙権が付与され，1人の国民として医療や教育の享受は可能となった．しかし，自己のありようを主体的に選択で

きたり，生き方の選択に関する（市民的自由）の実質的自由に関して言えば，女性労働者（茶摘み，工場労働者）は，今なお，義務教育や母子健診さえも全うできていない．労働環境の課題は潜在化，慢性化したままである．茶摘みの女性は，一生茶摘みであり，たとえ研鑽，努力を重ねても職位や給与が変わることはなく，彼女らが指導者や事務所員，管理者になることはない．40年，50年，同じ労働に就いても茶摘み量以外に労働が評価されることはない．そこには歴史的労働組織の基盤が布かれ，さらにスリランカ社会において，農園のタミル住民という出自，マイノリティ民族，農園労働者という職業差別など，見え難いカースト文化が彼らを苦しめている．政治的自由を制度的に得たものの，市民としての実質的な機会，すなわち真の一市民としての自由の実現への道のりは険しい．社会参加や他者との交流の機会，経済的・社会的アクセスの機会が乏しいことは彼らのアイデンティティの実現を阻害する要因となっている．

　ケイパビリティの拡大の基盤には，民主的な社会基盤が必要である．自由のプロセスには，価値があると認められた人間の行動「すること，なすこと」に対して外的拘束や障がいがない状態を必要とする．権力的な政治構造や抑圧的な労働構造があると，さまざまな機能の実現は困難である．なぜならケイパビリティにおける自由とは，達成された成果の自由ではなく，達成するための自由に注目することであるからだ．

　彼らの特性やおかれている環境，すなわちスリランカ社会において彼らの主張する自由はいまだに制限されている．動かしがたい農園の労働構造，労務管理，とくに民営化が進んだ2000年以降の，土地は政府，民間会社が運営し，利益の一部を政府に払う半官半民体制を基盤とした管理構造は，今も大きな変わりはない．現場の監督者には，カンガーニと称する移民ではないタミル人もいるが，労働管理の方法は変わっていない．当国は，元々組合運動が活発に行われるなど，病院やその他職場で目にすることが多い．かつてTrade Union（労働組合）は，農園労働者の代弁者として政府や社会にアピールしてきた経緯があり，政府にもプランテーション産業省という部門がある．

　しかし，長い間，当国の紅茶産業の基幹労働者として貢献してきたタミル住民，とくに女性労働者の意思は十分届いていないのが実情である．シンハラ社会において，茶園のタミル住民に関心をもつ人は少ない．農園会社や組合事務所の本部はコロンボに置かれ，労働者の声は届き難い．

　現地の農園管理者としてトップに君臨するのはエステートマネジャーと呼ば

れる高等教育を受けたシンハラ人であり，旧イギリス風の邸宅に住み，農園地域一帯を管理している．

1948年，イギリスが去った後，新たな指導者となったシンハラ人や他のヨーロッパ人の下での農園タミル住民にとって，イギリスに連れて来られた時代の立場と大きな変化はなく，市民的自由は十分享受されていない．

市民的，政治的権利は，人々に対して自分自身のためにだけ行為する機会を与えるのみならず，自分以外のより一般的なニーズに対しても関心を抱く機会，あるいは他者に対しても公共的な行為を要求する機会を与えるものである．[3] そのために，公的プログラムや地域内外の住民グループ，コミュニティの人々による機会の創出が必要である．そこには農園外の人々との交流や社会参加を積極的に推し進める外部者との能動的なつながりが必要である．

外部との交流は，自分の位置や他者との関係，自他に対する責任を自覚したり，自分の成した選択と真の利益とのギャップに気づいていく側面がある．自分にとって価値ある選択は？という主体的な問いは，人々にとっても，価値ある福祉とは？を問うことになる．[4] それらは農園の管理構造に風穴を通すきっかけになりうる．

注

1）セン・後藤［2008：19］．

2）Sen［1985：35-38；1992＝1999：77-78］．

3）セン・後藤［2008：22］．

4）同上［2008：22-23］．

第12章 　農園移民の家族史と健康生活

　人の福祉は，その生活様式がどのように生じるようになったのか，ということにも依存している．2020年3月，長い間，農園労働に就いた高齢者に対し，家族の歴史や健康生活を知るためにインタビューを行った．ヌワラエリヤ県のW農園・D農園に住む，比較的，元気高齢者（無作為選出）に対してインタビューを行った．過去の農園の生活史を知ることで，現在の家族員の生活状況の変化，労働条件や福祉の変遷を知ることができ，それらを評価，検討することで今後の福祉の発展につながる．

12-1　移民高齢者の今
　　　　　—2020年調査—[1]

　インタビューに応じた全員が元農園労働者（平均労働年数50年）であった．女性4人（100歳，99歳，78歳，74歳），男性3人（99歳，90歳，80歳）計7人が答えた．100歳の女性（労働年数48年）以外は，日常生活は自立できていた．ほとんどが10歳代で結婚，子の出生数は4-8人であった．女性は出産直前まで働き，医師不在の農園診療所で出産し，児がよく死亡したという．山中で女性は裸足で茶を摘み，ヒルによく噛まれた．男性の茶木間の溝堀，茶木の剪定，草取りや農薬散布作業は今も変わらない．定年は55歳，公的年金（当国は公務員のみ一生年金がある）はなく，在職中に積み立てたEPF（退職一時金）が支払われたが，家族の生活費にしたり，牛の購入をしていた．全員の食生活の共通点はオーガニック食品やロッティ，ダール豆，カレーなどの伝統食を摂っており，近代食品（インスタント食品）はほとんど摂っていなかった．「安易に薬を飲まない，よく歩き，よく働くこと」を習慣としていた．受診歴はなく服薬歴もなかった．病院にかかっていなかったが，医療にかかり難い交通アクセスの課題もあった．

「テレビは長時間見ない」という．楽しみはヒンドゥ祭りや家族団らんであった．

　これまでに辛かった経験は，配偶者や子どもを亡くしたことであった．十分な医療の機会に恵まれなかったことも含まれる．また，集合住宅の1部屋10-12人の家族で暮らしたことだと答え，その改善要求が通らなかったことだったと答えた．現在は平均4-7人で住んでいる．

　山中で長期間の単一労働，変化のない生活，不完全な住居，社会的経済的アクセスの乏しい中で人生を受け止めていた．独り暮らしはおらず，多くは娘や息子家族との同居であり，家族の一員として過ごしていた．コロンボなどの都市では核家族化が進みつつあるが，農園では2-3世代との同居は一般的である．

　身分証明書（NIC：National Identification Card）を1組の夫婦が見せてくれたが，これまで農園外へ出ていない人はIDを取得していない人もいる．また，都市は近代治療志向になりつつあるが，虫刺されや傷口塗布への薬草治療や伝統的な医療[2)]がされていた．

　最近，農園外に仕事を求める人が増える一方で，100歳の女性の娘60歳，孫38歳，ひ孫の4世代が茶摘み労働者であるように，今なお職業の世代循環は続いている．女性が茶葉を一定量摘まないと規定の日当が払われない労働条件や低賃金は今も変わらない．高齢者が常に求めてきた一定の広さの住居や生活インフラも改善が進み難く，農園によっては未整備である．成人病検診などはないため，健康は本人の自己管理能力しだいである．高齢者巡回指導や保健ボランティアなど，高齢者対象の福祉やNGOはみられず，高齢者を支える保健，社会サービスはほとんどない．しかし，宗教上（ヒンドゥ）の行事はよく行われている．

　さまざまな理由で家族と一緒に住めない高齢者は，財産がないと虐待を受けることもある．家族関係がよくない場合は，家を出されることもある．タミル住民のための高齢者施設はないため，行き場を失ってしまう．

　農園移民高齢者がどのような健康生活を望み，次世代がどのような生活を望むのか，若者の農園外への流出を防ぐことができなくなった今，農園の人々がどのような健康生活をつないでいくかが課題である．いずれにしても長年，当国の紅茶産業に従事した高齢者にとって，当国のすべての高齢者と同様の福祉サービスが享受されなければならない．

12－2　変わらないことへ福祉的自由を拡げる

　変わったことは，妊婦健診システムが布かれ，病院で出産可能，出産前後計84日間有給休暇がある．また，高齢者の時代の茶摘みノルマは12kg/日であったが現在の女性は16kg/日（2021年4月より，1日20kgに増量となり，Rs.1000/25日間/月となった）である．住居は農園によるが，やや改善し，家族員の出稼ぎ，牛飼いなど副業が可能となっている．女性はゴム草履を着用，女性の結婚持参金であるダウリ制度は緩和，IDの取得で他への移動が可能となり，農園外の仕事に就く者も少なくない．

　今も変わらないことは，男女別の農園労働，労働条件，労働対価である女性の日当の低水準は持続している．労働評価の低さは労働意欲の減退や喪失につながるが，男性はカンガーニになれる可能性があるものの，女性は茶摘み量のみの評価である．フィールドでヒルに噛まれたり，狭い集合住宅での生活，教育の機会の乏しさ，職業の世代循環も今なお続いている．

　最近，若者の農園離れが農園産業に影を落としている．とくに若い女性は茶摘み労働を敬遠する傾向にある．市民権の取得により職業の選択肢が拡がったからである．とはいえコロンボでの男性の多くは建築業のアシスタントや，レストラン補助，運転手などであり，女性は富裕家庭での家政婦や繊維関連の工場労働者などである．教育歴や出自の背景からよい職にありつけるのは困難だが，それでも農園労働への選択肢は減っている．農園の集合住宅に住みつつも，外部に職を求める人が増え，農園福祉の低下が危惧されている．高齢者が家庭に残り，孫の世話を担っていることも多く，都会や海外出稼ぎの場合は長期間に渡ることもある．

　住居のインフラ整備，ヒルやヘビからの防御などのフィールドの安全対策への取り組み，高齢者グループの福祉活動は乏しい．農園のタミル人高齢者には，シンハラ人のコミュニティにはある高齢者施設や介護施設入所の機会はない．若い頃からの不利性がいまだに積み重なっている．高齢者は，自宅看取りになり，自然死となる場合がほとんどである．

12-3　異なる国に生きる
―移民の時代を超えて―

　持続可能性と公平性とは別であるが，これらは世代を通じて一体となって向上させる必要がある．それは機会やケイパビリティの分配のあり方だけでなく，すべての人，そしてその子どもたちが家庭，職場，コミュニティにおいて得ることのできる生活向上の機会の規模を拡げることであり，機会の創出が阻害されないことである．有効な公的制度がその人の生涯にわたり，世代間に渡ってそれらの機会を享受できることである．社会参加や安全，最低限の生活が保障されること，過去に集積された成果と現在の制度を利用可能な資源として改善，創意工夫できることである．これまでの課題を放置し，現状のまま続けると，子どもたちの将来の可能性を失ってしまう．

　課題を次世代へ受け継いでいる労働構造は，今後の改革や改変に政府や他機関の働きかけが求められる．彼ら自身もコミュニティレベルで自らの生活を向上させることにより積極的に取り組む必要がある．さまざまな問題解決を行うためには，新しい技能と教育を身につけられる機会を追究することや，雇用者と話し合いの機会をもつことに全力を注ぐことである．

　また，最低限必要な学校教育へのアクセスを容易にさせることによって，その後水準の高い教育システムを農園の世帯に拡げることができる．さらに仕事や生活の仕方，考え方などを含む技能面の強化や訓練の機会もしくは再教育の機会が望まれる．

　農園の人々にとって，治療を受けることのできる医療施設さえ程遠い．そのため，むしろ治療よりも疾病予防が重要である．少数の元気高齢者が培ってきた「健康法」も一案としてベースにおき，次世代へ「善きもの」を継承することが期待される．また，過去の経験を若者に語り継ぐことにより，子どもや家族への剥奪状態がくり返されることのないよう，新たな歴史につなぐ農園労働者の権利と利益を抱合した生活の質や仕事の質への関心やアクセスを高めることができる．

　異なる国からの移民としてのアイデンティティから，第2の国の人々との共存と安定へ向けて，さらに持続可能な生き方の1つとして次世代へつなぐことができる，よりよい選択ができる方法を示す役割を農園高齢者はもっている．

そのために尊厳ある生命を全うできるよう，農園のタミル住民の高齢者の権利
として，スリランカに暮らすほかの高齢者と同じような政策や福祉の実行[3]，積
極的な民間支援がされるべきではないだろうか．

注

1）磯邉・植村・戸田・松永［2021a：1］．
2）伝統医療：タミル住民は精神疾患の人に伝統医療を使うことがある．薬草や呪いを使
うこともある．てんかんの人は神の呪いと考えられ，動物（ニワトリやヤギ，牛）を殺
し寺に捧げることがある．出産時，自宅分娩（10%）の場合，胎盤を保持する信仰があ
る．現在ほとんど病院で出産するため，これは適用していない．心疾患，リウマチ，糖
尿病，高脂血症，脱毛などに薬草を使うことがあり，アユルベーダと呼ばれ，これはシ
ンハラ人も行っている．
3）磯邉［2018：203-231］

補論　農園コミュニティを襲う第3の課題
―アルコール依存への対応／女性と子どもへの虐待の影響―

　農園地域は，他地域に比べてアルコール飲料の消費の多さが以前から指摘さ
れている．農村や都市と接触することのない山間部，農園で生まれ，農園に住
み，農園で働く労働者，そして低い賃金，将来の見えない職場で働く彼らにと
って，図書館で本を読んだり，スポーツをしたり，個性を磨く能力を身に付け
るなどの自己研鑽の機会はほとんどなかった．娯楽の機会もない．茶畑だけの
山中で，一般の畑を耕すこともない．

　農園内で暮らすことにはタミル語の範囲で生活できる．しかし，一歩外に出
れば，シンハラ語や公的には英語力が試される社会である．さまざまな
disadvantage（不利な状態）の中で，自己研鑽していくことの困難さがある．そ
れらがアルコール依存に走る要因の1つといえる．

　1990年後半から2001年にかけてアジア開発銀行やJICA（日本国際協力機構）な
どのプロジェクトが，「アルコール依存を減らすこと」を農園労働者の生活改善
の1つとして取り組んだ．農園労働者の住む住居，生活環境の改善が同時に行
われ，一部の農園住宅にトイレ整備，屋根の吹き替えも行われた．居心地のよ
い住宅に住むことは人間の尊厳を護ることであり，労働や生活意欲につながる

からである.

　農園の福祉事務所（PHDT；Plantation Human Development Trust）も長い間，アルコール依存への取り組みを行ってきた．アルコール依存予防プログラムは，労働者の意識変化を起こし，アルコール依存症の発症率を減少させる目的であった．男性のみならず，ときに女性も依存症をもつ人がいる．これらは深刻な家族生活，社会問題に対する取り組みであり，農園の労働条件，粗末な住居，低い教育，貧困，失業など生活環境に関するニーズを考えざるを得なくなる．

　アルコール依存は，家計に直結する．家族の食糧や子どもの栄養素よりも，父親のアルコール消費に費やすことになりかねない．家計コントロールができなくなった家族は家族全員が破綻してしまう．とくに若い母親や経済的エンタイトルメント（権原）を十分もち得ていない母親は，妊婦健診や出産の交通費，自身への栄養管理の費用に充てられなくなる．子宮内胎児発育不全や低出生体重児出産を繰り返す要因になる．そのため，アルコール依存の要因を追及することは，母の妊娠中の低体重，低出生体重児など，母子の生存リスクの軽減につながる.[1]

　しかし，単にアルコール消費の多さを“不摂生”と言って放置してよいことにはならない．そこには彼（女）らが，自身の福祉に関心をもったり，自身の生活を評価する機会があるのか，また，彼（女）らが，将来の見通しをどのように考えているのか，今のありよう（家族の貧困や他者からの非難をどう受け止めているのか）の理解なしに，その行為だけで良い，悪いという安易な評価はできない.[2]

　農園労働者の生活のありようについて再評価を行い，要因を分析したうえでコミュニティでの啓発活動，地域全体の健康への関心を高める方向へ，彼（女）らの主体性を尊重しながら，行政と農園福祉が連携して介入することが母子の健康問題も含めた総合的な福祉（well-beings）の向上につながるのではないか．

　女性に対するDVをたまに耳にすることがある．実際，目に見え難いものであり，女性が訴えなければ明らかにならない．調査中に出会った4人の子どもをもつ若い母親はたえず，夫の暴力を受けてきた．アルコール飲用時に妻に暴力を振るうのである．農園労働の収入の多くをアルコール飲料に消費するため，子どもに十分な食事を与えることができないでいる．母親もプラッカーだが，逃れる術を知らず，長期間困窮状態に苦しんでいる．PHMが時々家庭訪問し，彼女の身辺を護っているが，行政の制度や母を護る仕組みがないため，

個別対応に終わっている．かけこみの相談場所がないことも彼女が出口を見つけられない原因である．

　調査中に，夫から片方の手首を切り落とされ，他の地域に逃れて九死に一生を得たという女性に出会った．自宅から逃げ出し，現在別のところに暮らしている．片手がないが，生命を護ることができたことに彼女は希望を見出そうとしている．

　朝夕，仕事に明け暮れる農園の女性にとって，配偶者の暴力は，女性の精神的健康のみならず，子どもや家族に悪影響を与える．身体を傷つけるだけでなく，メンタルヘルスへも影響し，収入獲得の道さえ閉ざされる．暴力を経験した女性は，経験していない女性に比べてはるかに高い割合で精神的苦痛があるといわれる．[3]

　また，母親が暴力を受ける事態を見た子どもへの精神的影響も大きい．子どもの頃に暴力を見たり，経験したりすると，子どもの学校の成績の低下や中退，行動上に問題がみられることがある．また，子どもが悪夢をみるといった調査もある．[4]女性や子どもへの虐待は，それを本人が虐待と認識し，外部へ表現をしないと，解決につながらない．これらの虐待については，より注意深く，さまざまな側面から女性や子どもを観察し，理解し，支援につなげることが必要である．[5]農園地域にはそれらの十分な支援システムは行き届いていない．農園社会が抱える根本的な課題への取り組みなくして，アルコール依存や虐待問題の解決は困難である．

注

1）移住労働システムにおけるアフリカ人の場合，飲酒の理由は個人的な苦しみや疎外感を癒すためであった．Doyal［1979=1990：107］．

2）セン・後藤［2008：21］．

3）UNFPA［2019］．

4）同上．

5）女性と性差別暴力に対する政策的枠組みと国家行動計画　2016-2020
　　Policy Framework and National Plan of Actoion to address Sexual and Gender-based Violence（SGBV）in Sri Lanka 2016-2020, UNDPの支援を受けて女性子供問題省により策定された．内容は子供に関する問題，災害管理，経済開発と雇用，教育，エンパワーメント，海外雇用，保健，正義と法改正，メディアなど．
　　また，南アジア地域協力連合：スリランカ行動計画（2008-2015）には，SAARC Social Charter: Sri Lanka Action Planで，2005年ダッカで開催された南アジア地域協

力連合サミットでの議決を受け，社会開発を促進する目的にスリランカ首相府により同計画が策定された．貧困，教育，青年，女性，子供についての現状分析と行動計画から成る．女性の意思決定における女性の代表権，性差別暴力，女性のエンパワーメントのためのスリランカの行動計画がみられる．

〈http://www.childwomenmin.gov.lk/institutes/national-committee-women/about-us
http://www.childwomenmin.gov.lk/institutes/womens-bureau〉

第13章　福祉・エージェンシーとしての自由
―女性が自律的な変化をもたらす存在に なるために―

13-1　個人の福祉とエージェンシーの区別，相互関連性

　本書において，主にスリランカの農園の女性や子どもの自由の達成について検討し，その人自身の福祉に関する価値ある機能を達成する自由について検討・考察した．しかし，人は自分自身の福祉の追求以外の目標や価値をもつことができる．そのため，その人自身の福祉の側面と，その人の目標や価値観にしたがって行動し，周囲に影響を与える行動としてのエージェンシーの側面とを区別する必要がある．ある個人のエージェンシーを発揮する行為主体者，能動者としてのエージェントの達成は，その人が追究する理由があると考える目標や価値ならば，その人の福祉に結び付いているかどうかに関わらず，それを実現していることをいう．すなわちエージェンシーとしての自由の達成とは，その人自身の福祉に直接貢献しないものも含む．たとえば，母国の紛争解決や地域社会の繁栄などにつながる場合である．エージェントとしての個人は，自分自身の福祉のためにだけ行動するとは限らない．とくに幅広い目標を追究するとした場合，自身の福祉にどのくらいプラスになるかわからない．エージェンシーとしての目的はその人の福祉に直接関係しないものも含むからである．そのため，個人の福祉とエージェンシーとしての自由は関係しているが区別する必要がある．

　第4章の中村哲医師の活動は，おそらく紛争解決や当該地域の食糧危機などに対してエージェントとしての役割，すなわちそれを必要としている人々やその社会にとって必要度が高く，将来地域に影響を与える広がりのあるエージェンシーの役割を果たした．氏の理念「悲惨な状況にある人々をほうっておけない」は，国際協力や紛争地域での活動を希望する人（エージェント）に対しても

エージェンシーとしての目的や役割に影響をもたらすことになろう．これらは政治的な行動にも当てはまる．一般大衆が政府への有意義な個人のエージェントに対して，紛争や食糧危機などの悲惨なことが起きないよう予防的行動をとるように提言するかもしれない．

　自由とは複雑な概念であり，沢山選択肢があるからといって，その人がしたいことをする自由を拡げることにはならない．好ましい生き方を達成する自由が促進されるとも限らない[4]．しかし，平和な人生を送る機会が失われてしまったことは，とるに足りない決定ができる機会が増えることとどちらが重要であろうか，と考えたとき，自由の選択について，何が重要なのかの判断はわれわれに突きつけられる課題である．人はさまざまな選択をすること自体が生きることの一部であるが，その認識は積極的に選択をする自由と，わずらわしさのない自由など，異なるタイプの自由もあるため，その価値判断には多くの議論を必要とする．とくに実証分析の場では慎重に検討されねばならない．

13-2　女性にとってのエージェンシー

　エージェントとしての達成と自身の福祉の達成は別物であると述べたが，一方で関連している．エージェンシーの役割は，自身の福祉の達成に対し，自身がどのような役割を果たしたかを検討できる．自身の福祉を達成する自由を実際行使するか否かは，その人のエージェンシーとしての目的に依存し，実際の選択に影響を与えている．エージェンシーの側面への関心は，不平等な社会的，経済的な要因に依然として関連していることが多い．

　第10章の農園地域の女性のwell-beingsの追究において，達成したからといって，福祉以外に関する目標においてもそれを達成できなければ，たとえば，経済的便宜や女性の社会的地位，地域の繁栄など全体の課題においても積極的な役割が発揮されなければ，福祉（well-beings）の達成とはいえないだろう．とくに福祉の達成に自らが役割を果たす活動とそれに関わるプロセスは，女性の権原やケイパビリティを高めるうえで重要である．

　すなわち，自身が積極的もしくは他者が深く関わったかどうかにかかわらず自身の福祉の達成のみならず，他の地域の女性の状態にも関心をもち，女性がさまざまなエージェンシーとしての役割をもつことになれば，女性のケイパビリティの拡大を他の社会においても促すことになろう．

　2018年の筆者らの調査で，某農園の母親たちが声をあげた．「学校や保育所
の設備を改善してほしい」「スポーツ場がほしい」「子ども公園がほしい」「図
書館がほしい，教育の本がほしい」「新聞を読みたい」などである．彼女らは，
華々しい紅茶の国際市場とはかけ離れた生活を送っており，日用品がわずかに
手に入る近くの町に出かけることで外部とつながっている．さまざまな生き方
の選択肢の少ない中にあって，少しでもよいあり方を求めている．それらの要
求は，単に自己の福祉の達成に留まらない．他の農園の女性のエージェンシー
として波及し，農園福祉の前進の一歩となる．

　エージェンシーの分析は，さらに2つに分けられる．人が価値を認め，達成
したいと思うことが実現されることと，それがその人の努力で実現したのか，
もしくは積極的な役割を果たしたか，の区別である[5]．

　エージェンシーの役割として，彼女らが職場やコミュニティの改革につなぐ
役割をもつと，さまざまな機会を得られる一歩になる．ただし，その選択の機
会をどのような判断で選び取るか，経済力や教育水準の向上だけではない．子
育て環境や他分野の人々との交流の有無も問題にしなければならない．すなわ
ち家庭や職場，コミュニティの中で自身と他者との関係の中で自由な意見交換
ができる土壌およびそのプロセスが開かれているか，自身の努力と他者との関
係で福祉につなぐことができるか，である．

　それを支える政治的・経済的・社会的・文化的自由の条件や，女性への処
遇，ポジションや発言の自由，母子保健に関して言えば，母と子どもが主体的
に選びとっていく生き方の自由のプロセスが保障されているかどうかである．

　女性が所得獲得能力の向上や家庭外での経済的活動，教育を受けること，そ
して社会参加の機会が増えることにより，地域社会もしくは職場で果たすこと
のできる役割，すなわちエージェンシーとしての役割が拡がる．

　一方，人が達成したいと努力しようとしても，成し遂げられない人もいる．
克服できない人たちがいる社会においては政治的，社会的，倫理的議論を深
め，福祉的自由の可能性をさらに追究する必要がある．

13-3　女性と仕事・エージェンシー[6]

　仕事はライフサイクルの文脈で捉えられることがある．ライフサイクルの段
階の違いによって仕事の捉え方がどのように変わるのかという捉え方である．

仕事は，人がその生涯において経験するリスクと脆弱への対処法であると同時に，リスクと脆弱性の源である．

　一方で，仕事は，所得を得，生計を調整し，安定した生活水準を保つ目的がある．しかし，女性が仕事をもつことは，経済的自立を促すとともに，家族や職場，コミュニティにおける意思決定，発言力ももつことができるようになり，自信や柔軟性につながる．女性にとって仕事を家庭内から家庭外に拡げることはさまざまな参加と発言の機会が増え，仕事を通じて他者との交流により集団的な意思決定の機会を得，新たな自己の能力に気づくことができる．すなわち家庭外で仕事をもつことは，新しい考え方や情報に接し，異なる背景をもつ人々と交わり，より幅広く社会の問題にも関与できるようになる．

　したがって，仕事は女性のケイパビリティを拡げる前進となる．よい仕事を全うすることで上司や同僚などとの協働により，達成感や自尊心，社会的な自己認識につながる．自分自身を職業で定義づけしたり，自己のアイデンティティを創造することにつながる．

　女性が適格な仕事を遂行することは人間の創造性を解き放ち，保健や教育，通信，環境の持続可能性など，人間生活に関わる数々の側面に革命的変化を生み出す可能性が高い．

　より健康な労働者は，国内外で多くの選択肢を模索することができる．また，より深いコミュニティ参加ができる労働者は，よりよい労働条件と労働基準を求める交渉力も増すことになり，創造的な活動は自身の満足だけでなく，他者にも幸福感や喜び，満足感，安らぎをもたらす重要な公共財である．女性におけるさまざまな意思決定の機会は，エージェンシーとしての役割を拡げる．

　女性にとって，仕事の性質や条件は重要であり，その仕事によって自己実現し，満足を感じているか，仕事が安定した生計をもたらしているか，訓練や社会的対話，社会的地位向上の機会があるか，利用者側が仕事と生活の調和において柔軟なワークライフバランスを得ているかも考慮できる⁷⁾．

　仕事の質は国や個人的状況，準拠の枠組みによって個々に異なるが，尊厳と誇りの意識が得られるかどうか，参加と交流が促進されるかどうか，発言の場をもたらしているか，労働者の権利とより広い人権を尊重しているか，などの視角が必要で，女性が積極的な福祉の行為主体者としてのエージェンシーの役割をもつ必須要件である．

注

1）Agencyとは，経済合理性を越えようとするところに，人間の自発性や主体性を見出
そうとするセンが用いる概念．自分の周囲にいる人たちなどの「願い」を「自分の使
命」として引き受けようとすることをいう．Sen［1992=1999：112］．個人が社会の中
で，well-beingに関わっていくことは，個人のwell-beingとともに意義がある＝エージ
ェンシー（積極的自由）と言い換えることができる．Sen［1992=1999：85-106］.

2）Sen［1992=1999：85-86］.

3）同上［1992=1999：85-86］.

4）同上［1992=1999：94-96］.

5）同上［1992=1999：85-88］.

6）HDR［2015：38-40］『人間開発のための仕事』.

7）同上［2015：39］.

終　章	女性と子どもの健康が 何を生むのか，拓くのか

1．すべてのライフステージの人々の健康に女性が果たす役割

　これまで保健に関する開発は，プライマリ・ヘルスケアやヘルスプロモーションの戦略を巻き込みながら包括的なアプローチに変化してきた．母子保健においては，妊産婦死亡率（MMR）や乳幼児死亡率（IMR）など，死亡数を削減することに力が注がれてきた．実際，2000-2017年の間の世界のMMRは毎年2.9％ずつ低下している［World Health Statistics 2020］．MDGsをはじめとする開発の進行に伴い，妊産婦死亡率は，221人/出生数10万対（2017年）となり，2000年以来38％低下している[1]．

　しかし，一方で妊産婦死亡の94％は低・中所得国で発生している．そこには女性が自ら価値あるものを選び取っていく福祉的自由，すなわち当該社会の文化，経済，社会などを背景にした自由が欠如しており，女性の福祉（well-beings）への阻害条件が横たわっている．いくつかの国では，女性の健康は伝統文化と大きな関係をもっている．たとえば，男性優位の社会や文化によって，女性の生存や生活が脅かされ，発達が阻害されている場合，女性は日常的に子どもや家族の健康サービスや多様なニーズに対応しているにもかかわらず，健診を受けるなどの彼女ら自身のサービスの機会を逃してしまっている．

　1995年に北京で開催された世界女性会議では，「持続可能な経済開発や社会開発，社会正義に基づく女性の関与は，調和のとれたパートナーシップや民主主義に極めて重要である[2]」と宣言され，女性の健康は経済的，社会的，文化的，政治的状況によって左右されたり，人生のあるライフステージの状態が次のライフステージにも深く影響し，次世代へも影響するとされた．

　長い間，女性は子どもとの関係性の中で母となりえ，身体的に子どもを宿

し，出産し育てる存在とされてきた．しかし，近年は母性だけの能力の観点で
はなく，また，次世代育成の観点だけでもなく，1人の個人として，教育や労
働，家族，社会システム，経済，文化などの観点からも自らの生き方を選択で
き，自らの能力を社会の中で発揮できる力（ケイパビリティ）が必要とされてい
る．なぜなら女性は多世代の家族員のライフサイクルに関わるキーパーソンで
あり，家族の発達や社会の発達に相互に影響力をもっている．すなわち女性
（母）が子どもを〈育む力〉は家庭や社会，コミュニティの中にあり，家族員
や社会構成員としての健康的な成長や発達の環境づくりのキーパーソンとし
て，地域内での女性の役割は大きい．

　したがって，女性は次世代の健康を護るキーパーソンの役割をもつが，職場
や社会のさまざまな状況に対して，健康の促進者としての役割もある．そのた
めにも女性が生涯にわたって，母性としての健康のみならず，自身も1人の人
間としての権利や自らの福祉well-beingsが保障される十分なヘルスサービス
を得られるようにすることが必要である．したがって享受できるさまざまな社
会サービスを十分活用し，個人，家族，集団の中で，母と子どもの健康がすべ
てのライフサイクルの健康の基となり，社会や地域の活性化と進展に積極的な
役割を果たしていくことのできる環境が必要である．

　国によって母子に対する保健の優先度は異なるが，未来の子どもの健康を考
えるうえで，女性が「保健戦略のさらなる取り組み」を求めることを十分主張
できる職場，コミュニティ，社会の基盤が必要である．そのためには，予防接
種や疾病予防，妊娠期間中の健診の他，公的プログラムを地域ニーズに合った
保健プログラムや保健ヘルスワーカーの育成などに具現化し，それらのプログ
ラムに女性が参加しやすくすることである．経済や教育活動の促進だけでな
く，地域の健康推進者として，すなわち女性が地域住民の一人として地域保健
の現状を変革していく自由の推進者として，社会を動かす力をもつことができ
るようになることである．それらがすべてのライフサイクルの人々の自由とケ
イパビリティを拡げることにつながる．

2．格差を超えて，ジェンダーを超えて
　　　—ひとがひとであるために—

　「われわれの発展の判断基準となるのは，多くを有する者をさらに豊かにで

きるかどうかという点ではなく，ごくわずかしかもたぬ者に十分与えることができるかどうかという点である[3]」［フランクリン・D・ルーズベルト　第2期大統領就任演説 1937］

　グローバル化が進み国家間の結び付きが深まり，人との距離が縮まる一方で，人間開発においては所得や，生涯における機会において不平等が依然根強く際立っている．1杯のカプチーノに1日2ドル使うことをなんとも思わない人が沢山いる国がある一方で，1日1ドルで食事を賄ったり，1張りの蚊帳がないために子どもが亡くなる国も残っている．

　1990年以降，国連が人間開発報告書を刊行し，人間開発アプローチは，最も恵まれない人々を守ることを主眼としてきた．最も恵まれない人々とは，平均して経済状態が悪い層の人々だけを指すわけではない．その中にはわれわれの活動によって生み出されるリスクが現実化した場合に最も打撃を受ける人も含まれる．したがって，持続可能な開発は，今日の人々の実質的な自由を拡大すると同時に，未来の世代の自由を大きく損なうことを避けるために合理的な努力をすることも含まれる．

　公平性を欠く開発は，持続可能な人間開発とは言えない．数値的評価を過度に重んじると，数値化できない重要な問題が見え難くなりかねない．地域や社会階層などによるリスクの大きさの違いが目に入らなくなったり，未来の世代を損なうかもしれない政策を論じる論議の重要性が覆い隠される恐れがある．

　2000年9月に採択されたミレニアム宣言は，「われわれは世界全体で人間の尊厳，平等および公平の原則を維持するという連帯責任を有する．したがって，われわれは，全世界のすべての人々，中でも最も弱い人々，とくに未来を担う世界中の子どもたちに対する責任をもっている」と述べられ，21世紀における「より大きな自由」を目指す大胆な未来像を提示した．この未来像は，一層の公平性と社会正義および人権の尊重を基盤とし，世界平和や安全保障などへ期待を抱かせるものであった．同時に深刻な社会的，経済的，政治的悪化および格差を是正することを促すものであった[4]．

　以降，平均寿命や識字率，子どもの死亡率などは改善しつつあり，人のケイパビリティの格差は徐々に縮まりつつある．しかし，いまだに生まれた国によって，人生における機会を規定しているという現実が残されている．その機会の1つは，女性と子どもの健康に関することである．保健医療，教育，所得，社会文化，財産権や経済，さらに政治的レベルに関して，女性や子どもはアク

セスし難い状況におかれている.

　乳幼児の生存率は，女性の保健環境と大きく関連するが，その国の福祉，相対的保健状況，公共政策の効果を表す最も敏感に反応する指標でもある.　一方，乳幼児や出産年齢の女性の死亡を阻止する方法の大半は安価で，かつ費用対効果の高いものでもある.　基礎的医療や予防接種，栄養バランス，公衆衛生など，多くは公共政策により母親の回避可能な苦しみは解決できる.　にもかかわらず，公共のサービスを十分に享受できていない.　背景には，保健分野のほかの課題，女性や乳幼児の健康問題の軽視，女性の地位や発言力の低さ，社会的・経済的，民族的格差など，保健分野の不平等を起こす要因がある[5).

　これらに対しては，民主的な社会を基盤においた有効な公的保健医療サービスへの十分なアクセスが必要である.　また，家計の負担にならない社会的・経済的機会の提供をはじめ，政府政策の実行と公平な分配であることを周知する説明責任や，コミュニティに委託する場合は公正な運営を果たせるよう促すことが必要である.　しかし，ただ与えるのみならず，さまざまな機会を活用し，人々が大切だと思うことを自ら選んでいく能力（ケイパビリティ）を育む再教育の機会や基本的なサービス，他者との情報交換の機会，民族的差別や社会的差別の撤廃など，実質的な自由（福祉的自由）を得られるよう促す取り組みが必要である.

　女性や子どもの自由の拡大が進むと，深刻な社会的，経済的，政治的苦境の状態にある人々，高齢者，障がいのある人，マイノリティの人々，移民，辺境に住む人々，ディスエンパワメントの状態にある人々などへも目を向けざるを得なくなる.

　健康な人生を過ごすこと，社会参加，政治参加が阻害されないこと，社会的差別を受けないこと，などは格差を超え，ジェンダーを超えた，人にとって最も基本的なケイパビリティであり，いずれの国，いずれの人々にとっても「ひとがひとである」ための基本的施策にほかならない.

　注

1）Department of Maternal, Newborn, Child and Adolescent Health（mca）Progress Report highlights 2012-2013〈https://www.who.int/maternal_child_adolescent/documents/maternal_death_surveillance/en/〉

2）第4回世界女性会議北京宣言1995〈https://www.gender.go.jp/international/int〉

3）HDR［2005：22］.

4）HDR［2005：23-25］.
5）HDR［2005：36-43］.

あ と が き

　本書の出発点は，国際保健協力に参加したときに遡る．現場でさまざまな境遇にある人々に出会った．人の健康は，身体的に疾病をもたないだけでなく，人の福祉（well-beings）を目指すための資源であり，ケイパビリティ（福祉の機能）を追究する能力であると再認識する．いまだにいくつかの保健現場の人々は，人であれば誰もが望むであろう健康生活を送るための基本的な能力を得られていない．世界の健康格差が著明な母子保健においてさえ，必要な健診を受けること，安全な出産ができること，子どもを健やかに育てる環境があることのほかに母が過酷な労働を避けられること，妊娠中の母の栄養と家族の食物が天秤にかけられないこと，が実行されていない．

　「持続可能な開発」が豊かな人間生活を目指す目的であるならば，われわれの生活や享受できる自由に影響を与える重要な多様性を見落としてはならない．ケイパビリティ・アプローチは，当人が窮状を訴えていなくとも，第3者に窮状が見えているならば，その現状に注目し，問題解決を探る必要がある．そして個人の制約が取り払われたなら選択されるかもしれない機能も福祉の機能の評価に加える．苦境を甘受しがちになった人々は，自己の生き方やあり方への希望を失くしてしまいやすい．そのために客観的な特性を重視すること，さまざまなアクセスの機会を提供すること，社会保障など，重層的な政策分野を巻き込んだ機会創出が必要である．

　アマルティア・センは人の機能について，制度や規範にもとづく機能の促進だけでなく，人は多様な動機にもとづいて行動するとし，他者の苦悩や悲惨な状況に対して正義や倫理的な配慮ができる「コミットメント」を提唱している．これらは社会の中で，より洗練された機能として，豊かな人間生活を目指すための人の能力であると言い換えることができる．すなわち，人がよく生きる（well-beings）ために「エージェンシーを発揮できるエージェント」の役割を示唆している．

　　2021年12月20日

　　　　　　　　　　　　　　　　　　　　　磯 邉 厚 子

巻 末 資 料

1. 紛争と女性
―人間開発の停滞―

1人の人間の生命の尊厳を守れないことが，往々にして国全体の惨事という結末を招く―国連事務総長コフィ・アナンの提言だが，言い換えれば，1人ひとりの生命を守ることが，国全体の平和につながることを示している.

人間開発が，選択肢の拡大と権利の向上をもたらすものならば，武力紛争は，人間開発を最もあからさまに抑圧するものである. 紛争による一般市民の死亡は人権侵害にあたり，このリスクは世界の最貧国に暮らす人々を大きく脅かしている. 紛争がもたらす安全保障への不安は，人間開発の最大の障がいとなっている [UNDP 2005].

世界には，終わりのみえない紛争地域が数多く存在する. アフガニスタン，中東アラブ，シリア，イエメンなどであり，その裏で多くの女性や子どもたちが犠牲になっている. 今日の人間の安全保障の対応はいまだ不十分である.

セルビアでは，長期間にわたる内戦の間，武装兵による性暴力が蔓延し，2000年代の最初の10年間で50万人の女性が被害にあったという. 紛争は組織的人権侵害，物理的脅威，暴力および極端な経済的，社会的，環境的リスクからの保護を必要とする緊急事態であるが，女性や子ども，障がい者や高齢者が最も被害を受けやすい.

・困窮と不平等

昨今，世界では紛争が後を絶たず，人々を生存の恐怖のみならず，生活を破綻に陥らせている. 紛争国では貧困や不平等，不安定な社会が特徴的にみられる. さらに外部から軍事援助があり長引かせている. 紛争が勃発している国は人間開発報告書の中・低開発国に属する地域が多く，社会的サービスやインフラ設備も未充足であり，生存の危機と生活の悪循環に陥っている. 独裁政治や社会の不均衡，不平等，すなわち格差が慢性化しているときは，紛争が起こりやすく，長引き，国全体が崩壊しやすくなり，国家や制度は正常に機能しなくなっていく. さらにその解決策を，既存の権力支配や暴力に求めるとき，武力紛争は止まなくなる.

紛争や暴力の要因は，貧困や不平等に根差していることが多いが，地域内の

民族や政治的エリート間の緊張も要因となりえる．政治や社会，経済的対立，腐敗や分裂は，政府のよい統治や実効性を衰退させていく．政治的正統性をつかさどる政治的能力の欠如により，国民に被害をもたらし，それは最も弱い立場の者，女性や子ども，高齢者，障がい者に大きな苦しみをもたらす．

　不平等と武力紛争の連関は，とくに長期間世代にわたる格差や不平等が続いたうえに，開発の恩恵が行きわたらない人々が存在することである．その中で対話のプロセスが困難となり，複雑多岐な状況を作り出している．

　平和を求める闘いの前線は一様ではない．生活水準の向上，医療と教育の機会の拡大，真の民主主義を実現するために必要な制度，貧困の克服は，紛争を引き起こす社会的，経済的緊張を解消する前線となっている．

　2003年「人間の安全保障—緒方・Sen報告」では，「人間の安全保障は，人間の生にとってかけがえのない中枢部分を守り，すべての人の自由と可能性を実現することである」とし，人間開発報告書創始者のM. ハクは，「人間の安全保障は，国家ではなく個人の安全保障であり，軍備ではなく開発による安全保障，家庭，職場，路上，コミュニティなどあらゆる場所での安全保障である[2)]」と述べた．

　本書で示す安全保障は，武力の脅威に対する軍事力を用いた安全保障ではない．より広義の目的に立った安全保障を意味する．貧困や感染症対策をはじめ，さまざまな国民的課題へ取り組みを支持する．先進国，途上国という2つの側面ではなく，また，どの国の利益を優先するということでもなく，（先進国同士もありうる）人間開発の障壁を取り除くパートナーとしての役割を果たすことを支援する．紛争の解決や復興に関して，公的資金の確保が必要であるが，国民意識の改革，民間部門や住民との信頼関係の構築，1人ひとりの存在を尊重し，地域の開発能力の向上や貧困撲滅は取り組むべき課題である．政府の役割として，紛争の原因となりうる社会的，経済的不平等に対処しない限り，紛争終結は困難である．そのために政府は国民との対話（市民社会会議）や民間の力も取り入れつつ，開発戦略として紛争を回避する危機への対応策を早急に講じる必要がある．さまざまな国の協力，連帯を視野に入れることはいうまでもない．

　女性は，和平協議や紛争調停，紛争後のあらゆる側面での問題解決など，平和構築と紛争防止において重要な存在である．平和と安全保障に関する取り組みに言及した女性が参画する和平プロセスはほとんどないが，女性の参加がな

ければ，世界の和平構築の半分が失われるといわれている．

・教育の後退

　教育は人間のさまざまな対処能力を育むものである．最低限の生活資源や子どものケイパビリティを発揮するうえで教育の自由が奪われているならば，また，貧困層の限られた家計の中で「教育」が締め出されている場合，子どもは成長・発達を達成するための能力を発揮できなくなる．子どもが1人の人間として成長発達を遂げていくために，その過程において必要な資源や財により法的にも社会的にも教育の享受は保護されなければならない．すなわち，人間としての可能性を発揮できる能力（ケイパビリティ）を育むために年齢や発達に応じた教育や支援を，安全な環境で経験できることが必須である．言い換えれば，教育は人間開発の基本的要素の1つであり，人権である．保健医療，栄養，制度および民主主義の発展など，その他の進展の基礎となるものである．紛争はこのような基盤を蝕むとともに，教育や保健医療にかかわる国家予算を軍備に回し，本来の教育や保健医療，福祉の質を低下させるものである．元々教育の機会が不足していた地域の人々は，紛争により，資産経済を失うだけでなく，「教育」の喪失という面で大きな損失を受け，望む生き方への道のりは途絶え，さらなる貧困・低栄養の悪循環が繰り返されていく．

　不安的な社会情勢や治安が悪いと，親は子どもを学校に送ることを断念せざるをえなくなる．治安は女性や子どもにとって重要課題である．アフガニスタンでは女性と少女への教育の機会が限られ，高等教育を受ける機会が制約され，多くは農村地域で顕著である．農村では人材的にも物質的にも社会資源が少なく，啓発の機会も少ない中で，さらに紛争に巻き込まれると教育の享受は絶望的となる．

　紛争に関わる戦闘員の調査では，学費を払えないか，学校が閉鎖されたため，学校を辞め戦闘員になったという報告さえある[3]．もしくは貧困のため生活ができないので戦闘員になったという人もおり，生存の保障や生活の安定性が，人々を武力紛争に駆り立てる脅威から護ることにほかならない．

　教育は人間としての生き方の自由，生存の保障の基盤になるものであり，社会の公正性，民主主義の根幹の一歩である．また，人権は教育の享受から始まるため，基礎教育の浸透は，紛争勃発（とくに内紛）を回避する最も近道である．

・女性の労働負荷

　紛争地では，男性の労働力が失われるだけでなく，女性にとっては，資産の再建や所得の維持など，家族全体の生存，生活の負担がのしかかってくる．女性は子どもを育てるだけでなく，世帯主としてきわめて不安定な環境下におかれ，仕事をみつけ，所得を得なければならなくなる．

　紛争の中，難民となった人々の生存，生活の実態は国際的にもあらゆるところで報道されている．難民キャンプでは，本来コントロール可能な感染症の増加に歯止めが効かなくなっている．さまざまな国の政治的意図にも阻まれ，十分に支援が届かないのが実態である．

　シリア紛争の中で，シリアから難民としてヨルダンに逃れた家族があった．家族の一員として，直ぐに働くことのできる女性の仕事に「家事労働」がある．難民となった人々の生活保障はほとんどないため，残された家族の誰かが，とくに母親や女子が，避難先の国の富裕者もしくは中流家庭へ家事労働者として雇用されることが多い．収入を得るための早道である．女子の場合は，1人前の成人と認められず，労働対価は低く，さらに人権に関わる処遇を受けることがある．女性を標的にした性的搾取の罠にかかることもある．それらの傷を受けた女性は，深刻な肉体的，精神的後遺症に長期間苦しみ続け，家族や社会からも拒絶されたりする事例もある．それは彼女らの将来の生き方をも変えてしまう．紛争は，女性や子どもにとって身体的，精神的，社会的に多くの負担と脅威を課し，人として望む生き方とは程遠い状況をつくり出す．人生の選択肢を奪うだけでなく，家族全体も破綻させてしまい，女性のケイパビリティを最も小さくしてしまう．

注

1）HDR［2005：192］.
2）HDR［2005：203］.
3）HDR［1995＝1997：47-54．135-148］.

2. 女性・仕事・人間開発

　人間開発は，人々の選択肢を拡げるプロセスであり，人々がより高い能力を発揮する機会を創出することであり，人々は自分の生活形成のプロセスに影響力をもっている．世界の総人口の半数以上が，職業に就いており，その他は家事労働，創造的活動，ボランティア活動などに携わっている．

　HDR［2015］では，職業だけでない「仕事」が人々の進歩に寄与し，人間開発を高めるという観点から，「仕事」が単に物質的豊かさを追及するものではなく，人間を中心におく広く深い意味から「仕事」を捉え直している．HDR［2015］『人間開発のための仕事』から引用し，女性と仕事のあり方をまとめた．

・仕事と人間開発[1]

　人間開発は，人々が価値あるものと考え，実際にそう考えるに値する人生を送るための自由と能力を拡大することである．私たちが意義ある人生を送るために必要な自由と能力は，基本的ニーズを満たす自由と能力だけにとどまらない．よい人生を送るためにはさまざまなゴールを達成する必要があり，そのゴールが他の目的を達成する手段としてだけでなく，それ自体を価値あるものという認識に立てば，人間開発の前提をなす自由と潜在能力（ケイパビリティ）は，生活水準と消費の局面だけに限られるものとはおよそ言えない．実際，われわれは自分の物質の生活水準の向上に役立つかどうかに関係なく，ほかの生命（環境含む）も大切にする必要がある．人間開発アプローチにおいては，人々がいつの時代に生まれたかによって変わることのない権利がある．同時に生まれた時代に関係なく，同等の生活水準を享受する権利だけでなく，同等の機会を享受する権利も含まれる．開発とは，人権，自由，能力，機会を高め，人々が健康で創造的な生活が送れるよう，人々の選択肢を最大限に拡げることである．このプロセスにきわめて重要なのが，人間の存在に中心的意味をもつ「仕事」である[2]．

　人間のライフサイクル全体を通じて，「生活の質」は「仕事の質」と密接に結びついている．経済的観点からだと仕事は生計を得て，安定的な生活を得ることであるが，人間開発の観点からだと，仕事は技能と知識の修得を通じて能力を高めることも可能にする．収入を得ることで保健や教育へのよりよいアク

セスを得ることができる．また，仕事は人々の経済的，社会的生活により広い機会と選択肢をもたらし，完全な社会参加を可能にする．仕事が人間開発に寄与するためには，生産的で価値と意義のある仕事であるのみならず，人間の可能性と創造性と精神を解き放つ仕事であることも重要である．仕事と人間開発は相乗的であり，相互強化の関係にある．

　仕事の質には，その仕事が誇りと尊厳の意識をもたらしているか，仕事への参加と交流が促されているかどうかも含まれる．また，仕事は環境の持続可能性の向上（SDGs）にもつながっている．

　ある種の条件下で一部の仕事は，人間開発を阻害する場合がある．人生の選択肢を狭める仕事に就いているときである．児童労働，強制労働，基本的人権を侵害して尊厳を踏みにじる虐待的，搾取的条件で働いている場合である．また，家庭内労働，出稼ぎ労働，性産業など危険な労働に就く人は常に危険に直面している．搾取される労働，奴隷のような状態にされていることがある．

・女性の有償労働と無償労働[3]

　世界のすべての国で女性は男性よりも働いているといわれる．世界の仕事全体に占める割合は女性が52％，男性が48％である．しかし，男性は有償労働の大部分，女性は無償労働の大部分を占めている．家庭内の無償労働は社会の機能と福祉には欠かせない重要事項である．しかし，その仕事が女性に偏ると，女性の自己実現につながる他の活動の選択肢と機会が制限されてしまう．また，女性の管理職の機会も失くすことになり，昇進の機会もいまだ男性優位となっている．

　とくに女性は家事労働において，有償，無償にかかわらず不利な立場におかれている．そこには地域的な価値観や社会的伝統，歴史的な性役割などを反映したジェンダー間の偏りが残っている．家事労働には短期であれ，長期であれ，家族の食事の用意，家の掃除，水汲みや薪拾い，子どもや高齢者，病人の世話などの家事も含まれる[4]．

　世界中の女性は，家庭とコミュニティにおいて，有償労働や教育を含む他の活動に使える時間が男性よりも少ない．社交時間や余暇活動に充てられている時間も少ない．

　一方，有償の家事労働において，その大部分を女性が占めており，適切な保護があれば世帯の貧困脱出につながる．しかし，女性の出稼ぎ労働における有

償家事労働は，長時間労働を強いられるなどの被害もみられる．また，女性が海外出稼ぎで家事労働に専念している間，自分の子どもや親を母国に残していることが少なくなく，祖父母や親せき，あるいはヘルパーが肩代わりして家事労働をしている．有償の家事労働者は，低賃金や劣悪な労働条件，あるいは医療を受けることができなかったり，身体的または性的虐待に会う恐れも伴う．しかし，仕事を失うことを恐れ，女性はがまんしていることがある．

　女性の家事労働が見過ごされるのは，無償であるためと国内総生産GDPなどの経済指標に反映されないことにある．女性の家事労働を無償労働として留めておくことは，女性に大きな犠牲を背負わせ，仕事の場における能力拡大の機会を逃してしまう．そうした女性は経済的独立の機会も失っている．無償の家事労働に充てる時間を全体的に減らし，より平等に分かち合う必要がある．清潔な水や現代的エネルギーをすべての世帯がアクセスできるようにすること，生活環境を整えることは女性の家事労働の負担を減らすことにつながる．質の高い保健や介護関連を含む公共サービス，キャリア形成を損なうことなく，柔軟な就労形態が受け入れられる職場規定，性別役割，責任という考え方の転換によって世帯内の女性の家事労働の負担の削減が促される．

　法整備や優遇措置によって，女性の有償労働へのアクセスを拡げることができる．すべての分野において良質の高等教育にアクセスを拡げ，積極的な求人活動を行うことにより，女性の少ない分野や賃金格差が残っている分野で障壁を減らすことができる．女性の職場の昇進の障壁を除去することもできる．ハラスメントや男女の賃金格差への措置，育児休業の義務化，専門的知識・技術を高める平等な提供，人的資本と専門的技術の消耗を防ぐため，女性の労働の機会を高めることである．

　有給の育児休暇は決定的な重要性をもつ．育児休暇を平等に取りやすくすることが女性の労働参加率の向上，賃金格差の縮減，男女両方のワーク・ライフ・バランス（仕事と生活の調和）の向上につながりうる．社会規範も男女平等な可能性を反映するように変わる必要がある．公的部門でも民間でも，女性を目に見える高い地位に登用して責任と意思決定を託し，伝統的に女性中心としてきた職業に男性の参加を促すことにも変えることを促す．

　SDGs目標8にディーセントワーク（働きがいのある人間らしい仕事）を推進するとある．ターゲットは，強制労働の根絶，奴隷制度と人身取引をなくす，子ども兵士の根絶などあらゆる児童労働を撲滅するために効果的措置を取るよう定

めている.

・仕事を通じた人間開発[5]

　仕事を通じた人間開発戦略がいくつかある.

・人間開発を高めるための政策―就労の機会を創出するための戦略（変化する仕事の世界におけるチャンスの獲得，仕事における課題に対処する国家雇用戦略の策定）

・労働者の福祉を確保するための戦略（労働者の権利と利益の保証，社会保障の拡大，格差の是正）

・的を絞った行動のための戦略（持続可能な労働への移行，家事労働と家事外の仕事のバランス，集団を特定したイニシアティブの実施）

・行動計画（ディーセント・ワーク・アジェンダ，世界的な取りまとめ，新しい社会契約）などである.

　中でも重要なことは……

① 労働者の利益と権利を保証することが労働と人間開発のつながりの強化の中心となる―国境を超えた課題にする．移民も対象とする．送金地域の文脈に即した社会保障のプログラムを作り上げる.

　貧困削減に資する経済成長の戦略の策定と実施―大半の貧しい人々が働く産業部門における雇用創出，保健や教育，安全な水，衛生などの基礎的社会サービスに対する貧困世帯のアクセスの改善などである.

② コミュニティ主導のプログラムの立案と実施―この種のプログラムは，安定も含めて複合的な便益を生み出す．人々を再び結び付けてネットワークを再建し，社会的な絆の再建を助けることによって，経済活動を速やかに再開できるようになる.

　しかし，世界中で多くの人々が搾取的な労働を強いられている場合がある．子どもがその権利と尊厳を奪う拘束労働に閉じ込められていることもある．仕事はより公平な社会を生み出す一方で，機会と報酬の大きな格差が永続的な分断と不平等を生み出す場合，仕事は社会の分裂を引き起こすこともある.

　途上国では，先住民やマイノリティ集団に差別が向けられることが多い．不利な立場に置かれた民族集団は，さまざまな形態の不平等，機会の制限，生涯にわたる差別によって労働の成果を阻害されていることがある．不利な立場におかれた集団は労働力参加率が高くなりやすいが，非正規や自営が多く，不安定な状況におかれやすいことも認識が必要である[6].

注

1）HDR［2015］『人間開発のための仕事』.

2）同上［2015：33］.

3）同上［2015：125-139］.

4）同上［2015：14］.

5）同上［2015：175-189］.

6）同上［2015：43］.

3．世界の母子保健事情

・妊産婦死亡の死因・要因

　世界の妊産婦死亡は，その多くが予防可能，または治療可能な疾病が原因で
起きている．3大死因は，出血27.1％（うち2/3は産後出血），高血圧14.0％，敗
血症10.7％であり，死因の半数以上を占める．中絶が7.9％，塞栓症が3.2％，そ
の他の直接的産科原因による死亡が9.6％，間接的産科原因による死亡が27.5％
である．妊産婦死亡の要因となる疾病の割合は地域により異なっている[1]（**表1**）．
　また，妊産婦死亡の背景には社会的，文化的な要因や医療施設側の要因など
さまざまな要因が絡み合っており，何が原因でその妊産婦が死亡したのか詳細
に分析を行わなければならない（**表2**）．そして，その分析を元に問題の解決に
向けて着手すべき優先順位を決め，将来の妊産婦死亡削減に向けて取り組む必
要がある．

・妊婦健診

　妊婦健康診査（妊婦健診）は，妊婦の栄養状態への介入（ビタミンAや鉄剤投与，
カルシウムサプリメントの投与など），妊婦・胎児のアセスメント，マラリア・破傷
風・回虫・児へのHIV感染予防などの対策，生理学的な症状への対処など多様
な目的で行われている．WHOはかつて妊娠中に最低4回は妊婦健診へ行くこ
とを推奨していたが，2016年より最低8回（妊娠12週までに1回，妊娠20週，26週に

表1　妊産婦の死亡原因

	中絶	塞栓	出血	高血圧	敗血症	他の直接的原因	他の間接的原因
先進国	7.5	13.8	16.3	12.9	4.7	20.0	24.7
開発途上国	7.9	3.1	27.1	14.0	10.7	9.6	27.5
北アフリカ	2.2	3.2	36.9	16.9	5.8	17.1	18.0
サハラ以南アフリカ	9.6	2.1	24.5	16.0	10.3	9.0	28.6
東アジア	0.8	11.5	35.8	10.4	2.6	14.1	24.9
南アジア	5.9	2.2	30.3	10.3	13.7	8.3	29.3
東南アジア	7.4	12.1	29.9	14.5	5.5	13.8	16.8
西アジア	3.0	9.2	30.7	13.4	4.8	15.6	23.4
コーカサスと中央アジア	4.6	10.9	22.8	14.7	8.5	16.8	21.8
ラテンアメリカとカリブ海	9.9	3.2	23.1	22.1	8.3	14.8	18.5
オセアニア	7.1	14.8	29.5	13.8	5.0	12.4	17.4

出所）　Say, Chu, Gemmill et al. [2014].

表2　妊産婦の死亡要因

地域に根差した要因	医療サービス側の要因
病気の危険な兆候に対する認識の欠如	利用できない，または近くに医療施設がない
家族の合意の欠如によるケアの追求の遅れ	ケアを求めた時に活用できるスタッフがいない
地理的条件や隔離，対応不足	病院で利用できる薬がなく，家族に薬を提供してもらう
交通機関やそれを支払うための資金の不足	臨床ケアガイドラインの欠如
その他の家族または世帯，施設の責任	女性は施設に到着後，直ぐに治療を受けられていない
母親の外出を禁止するなどの文化的障壁	必要な物資や設備の不足
ケアのために支払う費用の不足	母親の状態を診断し治療するためのスタッフの知識と技術の欠如
伝統的な治療法の使用に対する信念	医療スタッフが母親を診るまでに長い待ち時間を与えている
結果を運命だと受け入れる信条	紹介病院に到着するために利用できる輸送手段の欠如
ヘルスケアシステムでの好ましくない体験や習慣	医療スタッフとしての役割の欠如

出所)　Maternal Death Surveillance and Response.[2]

各々1回，妊娠30週以降に5回）の健診を推奨している．後期に健診に行く回数を増やすことで，母子の状態を体系的にモニタリングし，予防可能な妊産婦死亡・胎児死亡を減らすことができる[3]とともに，医療者からの支援的で敬意あるケアが継続されることは，ポジティブな妊娠体験につながる．とくに適切な医療が提供されていない国にとっては，定期健診により異常の早期発見や予防行動をとることは，妊産婦死亡の減少に効果的である．

　2013-2018年において世界全体で妊婦健診を1回以上受ける割合は86%，4回以上は，15歳から49歳の女性では65%，15歳から19歳の女性では56%である[4]．15歳から19歳の妊婦健診受診率は低値である．地域別の格差も大きく，南アジア，サハラ以南アフリカ地域では，他の地域に比べて妊婦健診受診率が低くなっている．農村部や遠隔地域において医療施設数や病院までのアクセスの問題などから，健診率には都市との格差がみられる．

　このような状況に対して医療者が妊婦健診に来る人をクリニックで待っているだけではなく，女性グループを育成し，継続的に村を巡回して妊婦やその家族に健診に行く必要性を伝える教育を行うことや，医療者が妊婦健診の巡回に出向く活動など，可能なことから実践していく必要がある．

・若年結婚・妊娠

　2017年の15-19歳の少女が出産する率は2000年には1000人あたり56人だったが，2020年には41人となり減少している．しかし，地域により差がある．世界

における15-19歳の若年妊娠の割合が高い上位 3 カ国は，対象者1000人対：モザンビークが180.0，中央アフリカ共和国が179.4，赤道ギニア共和国が176.0とすべてアフリカ諸国が占めている[5].

　若年妊娠の主要な要因として若年結婚がある．2000年，世界では毎年1200万人の少女が18歳の誕生日を迎える前に結婚をしている．そのうち37％をサハラ以南アフリカが占め，ニジェールでは少女の76％，中央アフリカ共和国では68％，チャドでは67％が18歳以前に結婚をしている[6].

　若年妊娠は，母子ともに健康被害をおよぼす可能性が高く，最悪の場合死亡することもある．実際，2016年の15-19歳の少女の死亡要因の 1 位は若年妊娠であった[7]．若年女性は，成人女性よりも妊娠や出産に関する知識が十分でないために，産科ケアにアクセスする時期が遅れやすい．また，中絶が禁止されている国では医療専門職者を介さない危険な中絶が行われていることもある．

　15歳で初めて妊娠したエルサルバドルの少女の事例を紹介すると，少女は妊娠 5 カ月の時に初めて妊婦健診を受けた．妊娠 8 カ月の時に，ひどい頭痛が 4 日間続いたため，母親は少女を地域のヒーラー（神霊治療家）のもとへ連れていった．ヒーラーは，頭痛軽減のための薬草を少女に与えた．その 5 日後，今度は発作を起こしたため，母親は少女をヘルスセンターに連れていった．その時の血圧は200/130mmHgで，胎児心拍は聴取できなかった．そのため少女はトラックで県病院へ搬送されたが，その途中で死亡した[8].

　もし，少女とその母親に妊娠時に起こりえるリスクに関する知識があれば，また，その知識を伝えられる助産師が存在していたならば，ヒーラーにまず診てもらうという慣習がなかったなら，そして早婚・若年妊娠をしなくても済むような習慣や，家族や本人の意思決定を支えるキーパーソンがいたなら，さらに重症な人を救急車で搬送できるシステムがあったなら，もし病院に着いたなら緊急時のケアを受けられるだけの熟練のスタッフがいて，処置ができる設備がその施設に整っていたなら，少女と胎児の生命を護ることができたであろう．

・医療人材の不足と助産師教育

　妊産婦死亡を減らしていくには，熟練医療技術者による妊娠中のケア，分娩介助と出産後のケアなどが必要で，適切なサポートや管理により死亡を避けることができる．なぜなら，彼らは妊娠・出産，産後，そして新生児の管理に熟知しているため，対象者に起こりえる事態について予測でき，死亡を避けるた

めの指導やケアを実施し，緊急事態時には迅速な対応を行うことができる．

　2014-2019年のデータ[9)]では分娩時に熟練医療技術者が介助する割合は世界全体で81％であり，2000年から2006年の64％と比較して増加している．しかし，世界の妊産婦死亡の66％を有するサハラ以南アフリカの国々では，2014年から2019年の期間に熟練した医療従事者が分娩介助をした割合は60％であった．そのうち，妊産婦死亡率の高い南スーダンでは熟練医療技術者による分娩介助の割合は19％，チャドは24％，エチオピアは28％であった．

　分娩の80％に熟練医療技術者が付き添うには，1000人あたり2.8人の熟練医療技術者が必要である（WHO 2013年[10)]）．しかし，妊産婦死亡率が高いアフリカ諸国における人口1万人当たりの医師／看護師・助産師の割合は，チャドは各々0.7/2.1人，ギニア0.8/1.2，中央アフリカ0.7/2.1，シエラレオネ0.3/2.2人[11)]であり，医師および看護職者が極端に少ない．医療従事者が少ないことは医療従事者にかかる負担が大きいだけでなく，提供できるサービスの質にも限界がでてくる．

　助産師は，母子に対してマラリア，HIVなど感染症の罹患への予防教育や，破傷風，子宮頸がんなどの予防接種，家族計画の普及などライフステージに合わせた様々な活動を通じて母子の生命を護り，彼らが救える生命の数は限りない．助産師人材を増やすことや助産師教育を国際基準に合わせて強化することは，母子のケアの質を改善し，母親と新生児の死亡率と罹患率を減らすために重要である．

　妊産婦死亡率の高い西アフリカのシエラレオネ（1360/10万対）は紛争やエボラ出血熱の影響もあったが，助産師教育を現在軌道に乗せている．2018年，助産師教育機関の数は2カ所から3カ所に増やし，助産師の数は以前の2倍の600人を超えた．2019年からは，助産師ダイレクトエントリープログラム（助産師資格者のみを育成する教育）が開始された．また，助産時教育の継続的な改善を目的に，全国助産教育機関委員会も設立された．現在当国では妊産婦死亡率が高い水準にあるが，今後妊産婦死亡率が低下することが期待される．妊産婦死亡率が10万人当たり9人の先進国のニュージーランドでは，助産師はダイレクトエントリーの教育で育成されている．女性は妊娠したことがわかると，口コミやインターネットを通じて産科医，かかりつけ医，助産師の3職種のいずれかをマタニティケア責任者として選択する．選択された各職種は，女性の妊娠から産後6週間まで，必要なサービスを提供する責任者となる．助産師は，

継続したケアを提供するために自律的に学修し，対象者に対し必要に応じて，相談，紹介，追加レベルのケアへの移行のためのプロセスを備えている．過去10年間の助産師主導の継続的なケアの影響は，帝王切開や他の医療介入の減少，死産と妊産婦死亡率の減少および女性とその家族の高い健康への満足度を得ることにつながっている[12]．

・**妊婦への脅威：マラリア**

　妊娠中はマラリア原虫に対する抵抗力が低下していることから，マラリアの病態が重症化しやすい[13]．妊娠中のマラリア感染は，妊婦，胎児，新生児に大きなリスクをもたらす．妊婦の場合，マラリア原虫の胎盤感染は母体の貧血や胎児の成長不良と低出生体重児，それ以降のその子の成長遅延と認知能力の低下につながる可能性が高い．また，マラリア感染は母親の出産前後の死亡リスクを高め，死産や早産の重要な要因ともなる．妊娠中のマラリア感染で問題になるのは，とくに初産婦やHIV陽性者の女性である．2019年，アフリカ地域の中度〜高度感染率の高さをもつ33カ国では，推定3320万人の妊娠中の女性のうち，35％（1160万人）がマラリア感染をしていた．中央アフリカは，妊娠中のマラリア有病率が最も高く（40％），続いて西アフリカ（39％），東アフリカと南部アフリカ（24％）であった．これら33カ国での妊娠中のマラリア感染者から，82万2000人の子どもが低出生体重児で生まれ，そのうちの約半数（49％）は西アフリカの子どもであった．

　WHOは中度〜高度マラリア罹患率の高いアフリカ諸国に対して，妊婦のマラリア感染予防のために，サルファドキシン・ピリメタミン合剤の内服薬を妊娠13週以降（催奇形性の観点から，妊娠初期の投与は行ってはならない）から妊婦が妊婦健診に訪れたタイミングに合わせて，医療者による直接観察の元で，少なくとも1カ月以上の間隔を空けて出産まで内服することを推奨している[14]．

　2019年，前述した33カ国では平均してすべての妊婦のうち，80％が妊娠中に少なくとも1回は妊婦健診に訪れていた．その中で，サルファドキシン・ピリメタミン合剤を少なくとも1回内服した者は62％，2回内服した者は49％，3回内服した者は34％であった．現在のサルファドキシン・ピリメタミン合剤のカバー率から考えると，2019年は42万6395人の子どもが低出生体重児として産まれることを回避できたと考えられる．そして，もし妊婦健診に訪れた妊婦のうち，80％が妊娠中に少なくとも1回のサルファドキシン・ピリメタミン合剤

を内服できていたら，５万5586人の子どもが低出生体重児として産まれること
を回避できたと考えられる[15]．

　その他のマラリア予防薬として，地域によっては初回妊婦健診時に殺虫剤処
理済の蚊帳を配布するキャンペーンや，屋内残留噴霧（蚊を殺すための殺虫剤を住
居の内部に噴霧する）なども実施されている．

・妊婦への脅威：HIV

　HIVは，母親から児に対して，妊娠中は胎盤，分娩時は産道，産後は母乳を
通じて感染するリスクがある．子どものHIV感染予防のためのプログラムは，
PMTCT（Prevention of Mother To Child Transmission）と呼ばれ，WHOは妊産婦
と授乳中の女性に対し，CD４の数値および病気のどの段階にも関わらず，診
断後すぐに抗レトロウイルス療法（以下，ART）を開始することを推奨してい
る．

　2010年から2019年の間に，HIV陽性妊婦のARTカバー率は45-85％と約２倍
となった．HIVに罹患した女性の85％以上を占める23の重点国のうち，ART
を受けているHIV陽性妊婦は，アンゴラ，ナイジェリア，コンゴ民主共和国，
インドネシアでは50％未満である．その一方で，ボツワナ，エスティワニ，ナ
ミビア，南アフリカ，マラウイ，ウガンダでは，ARTカバー率は95％を超え，
HIV母子感染の減少が進んでいる[16]．０-19歳におけるAIDSに関連する死亡は，
2000年に比べ約半分（53％）に減少した．しかし2019年０〜19歳児のAIDSに関
連した死亡数のうち５歳未満が60％と多くを占めている．

・妊婦と子どもの栄養状況

　発育阻害（stunting）は，胎児期および幼児期の栄養不足により起こる．特に
胎内にいるときから２歳の誕生日までの1000日は重要である[17]．子どもを育む女
性の栄養状態は胎児の栄養状態にも影響を及ぼすが，15歳から49歳の生殖可能
年齢女性における貧血の割合は世界全体で29.9％にもおよぶ．しかし，この数
値には地域差があり，アフリカとアジアに住む女性の30％に貧血があるのに対
して，北アメリカとヨーロッパではわずか14.6％である[18]．2015年，世界で７人
に１人（2050万人）の子どもが低出生体重児であった．低出生体重児は生後28
日以内に亡くなる割合が高く，発育阻害，低いIQ，将来的に過体重や肥満，
糖尿病を含む成人病を発症するリスクが高い[19]．

　2020年，5歳未満の子ども全体の22％（1億4290万人）が発育阻害に苦しんでいる．その内の53％をアジア諸国が占め，41％をアフリカ諸国が占める．重症の発育阻害の子どもがいる国の数は，2000年の67カ国に比べて2020年では33カ国に減少している．地域別にみると，アフリカ地域以外の地域では，2000年に比べると2020年は発育阻害の割合が減少傾向にある．

　消耗症（wasting）は，栄養のある食べ物の摂取不足や病気により引き起こされる．重症な消耗症では死亡リスクが高い．2020年，5歳未満児の子ども全体の6.7％（4540万人）が消耗症であり，その内の1360万人が重度の消耗症である．消耗症のうち70％をアジア諸国が占め，27％をアフリカ諸国が占める．地域別にみると，南アジア地域では重症の消耗症の子どもの割合が高い．発育阻害と消耗症の子どもはCOVID-19の影響により，実際はもっと多いと予想される[20]．

　高カロリーのみで必要な栄養素が不足している安価な加工食品の流通等に伴う過体重も増えており，2020年，過体重の5歳未満児の子どもの割合は世界全体の5.7％（3890万人）であり，2000年から600万人増えている．一方，過体重の割合が低い，また，大変低い割合の国は2000年64カ国であるが，2020年には56カ国に減っている．しかし，地域別でみると2000年からの20年間で，すべての地域で過体重の子どもの割合が増えている[21]．

　子どもの発達と健康に「栄養」が与える影響は大きく，国の経済発展と人的資本開発に対する「栄養」の重要性を鑑みれば，われわれは保健や教育制度の改善，貧困削減と公平性の実現などを含む包括的な課題解決の取り組みの中心に，「栄養」を据えなければならない[22]．

・子どもの死亡率・死因

　過去30年間で，子どもの生存率は飛躍的に向上している．1990年以降，5歳未満児の死亡率は約60％低下した．1990年では5歳の誕生日を迎える前に亡くなる子どもの割合が11人に1人であったが，2019年には27人に1人になった．しかし，2019年時点での，25歳未満の若者と子どもの死亡のうち70％は5歳未満児であり，その数は520万人（うち280万人が男児で，240万人が女児）で，毎日平均1万4000人が死亡している．そのうち，240万人（47％）は生後1カ月以内に，150万人（28％）が1-11カ月に，130万人（25％）が1-4歳の間に死亡しており，生後1カ月以内に死亡する子どもの割合が高い[23]．

　サハラ以南アフリカは，依然として5歳未満児の死亡割合が高い地域であ

り，世界の5歳未満児死亡数の53％を占めている．2019年，この地域の5歳未満児の死亡数は280万人であり，死亡率は1000出生あたり76であった．これは13人に1人の子どもが5歳になる前に死亡することを意味している．オーストラリアとニュージーランドでの5歳未満児の死亡数の割合は264人に1人であり，アフリカの1/20である．国別で見ると，5歳未満児の死亡の49％をニジェール，インド，パキスタン，コンゴ民主共和国，エチオピアの5カ国だけで占めている．そのうちニジェールとインドが占める割合は，約1/3におよんでいる．[24]

死産に関して，2019年世界で毎年約200万件あり，死産率は出産1000件当たり13.9である．この数値は，毎日5400人の死産があることを意味する．しかし，これらの数値は過少報告されているため，実際には死産率はもっと高いと考えられる．死産率は国によって大きな開きがあり，出産1000件当たり1.4〜32.2までの範囲である．死産の約半数を占めるのは，ニジェール，インド，パキスタン，コンゴ民主共和国，エチオピア，中国の6カ国である．医療の未整備，母親への教育，その他の社会経済的な要因へのアクセスは，死産率の変動に影響している．死産のうち42％は分娩中に起こっている．

予防可能な疾病による5歳未満児の死亡をなくすことは非常に重要である．とくにサハラ以南アフリカと南アジアにおいて，5歳未満の子どもたちの主要な死因である肺炎，下痢，マラリアは死亡率の1/3を占めている．栄養失調の子ども，とくに重度の栄養失調の子どもは，これらの一般的な小児期の病気による死亡リスクが高くなる．栄養に関する要因は5歳未満児死亡の約45％にみられる．

多くの子どもの死は，予防接種，生後6カ月未満児への完全母乳栄養，適切な母子の栄養，よくある子どもの病気に対して迅速で適切な予防や治療が行われることによって防ぐことができる．大気汚染を減らしたり基本的な衛生にアクセスできること，安全な飲料水や下水処理が行われること，これらは多くの子どもの生命を護ることにつながる．[25]

新生児死亡は，システマティックレビューによると62％は出生後3日以内に死亡し，出生当日だけで2/3を占める．[26] 2018年のデータでは，新生児死亡の原因の35％は早産による合併症，24％は分娩時関連の合併症，15％は敗血症，11％が先天性異常，7％がその他，6％が肺炎，1％が下痢，破傷風である．医療者による質の高い妊娠中のケア，出産時の熟練したケア，母子の出産後の

ケア，そして低出生体重児や病気のある新生児へのケアが幅広く実践されることにより，新生児の生存と健康を改善し，予防可能な死亡を防ぐことができる．施設での出産の割合が高いことは，不可欠な新生児のケアを提供し，リスクの高い新生児を特定して管理するための重要な機会となる[27]．

・子どもを護るデータ[28]

子どもが，生存でき最大限可能な発達を遂げるためには，健康上のケアや栄養に富む食物，精神を育み有用な知識や技術を培う教育，暴力や搾取からの解放，遊ぶ時間などを必要とする．そのため生命，生存，発達の権利は，これが実現可能となるよう，広範囲にわたるデータ分析が必要になる[29]．

データは，平均値として覆い隠されてしまうような格差を明らかにすることができ，今までサービスが届いていなかった人たちのもとに支援を向けるのに役立ち，排除という誤った行動を正すことができる[30]．

しかしながらすべての子どもがデータに反映されているというわけではなく，また，データに反映されていないということは永続的に見えない存在，声のない存在であり続けるということ以外の何物でもない．これは子どもにさらに大きなリスクを負わせることになる[31]．こうした子どもたちの多くは何重もの差別や，剝奪を経験している．そのため収集されたデータをさらに分析し，たとえば，障がいや拘留，移民などの理由による差別・剝奪が子どもの人生の豊かさ，性別，居住地域に起因することを明らかにせねばならない[32]．

子どもや彼らが所属するコミュニティには，自身の生活に関する情報が提供され，生活に影響を及ぼす決定に参加する権利がある．情報を得る権利と参加する権利はそれ自体，人々が求めるべき重要な権利である．これは開発プログラムをより効果的にするものでもある．データは決定の根拠となり，行動を評価するもととなる．そして，情報と参加は人々に変化を求めるための力を与え，履行責任者たちに実施を促すことができるのである．排除をなくすには，包括的なデータをもたなければならない．子どもやその家族がどのような剝奪を経験しているのか，データ収集の範囲，利用可能性，信頼性を向上させるため，データの収集・分析ツールは常時修正され，また新たに開発される．これには持続的な投資とコミットメントが必要である[33]．

注

1 ）https://pubmed.ncbi.nlm.nih.gov/25103301

2 ）https://apps.who.int/iris/bitstream/handle/10665/87340/9789241506083_eng.
pdf?sequence=1&isAllowed=y

3 ）https://apps.who.int/iris/bitstream/handle/10665/250796/9789241549912-eng.
pdf?sequence=1

4 ）https://www.unicef.or.jp/sowc/pdf/UNICEF_SOWC_2019.pdf

5 ）https://www.un.org/development/desa/pd/sites/www.un.org.development.desa.pd/
files/files/documents/2020/Aug/un_2020_worldfertilityfamilyplanning_highlights.
pdf,2020

6 ）https://www.unicef.org/stories/child-marriage-around-world

7 ）https://www.who.int/news-room/fact-sheets/detail/adolescent-pregnancy

8 ）https://www.who.int/maternal_child_adolescent/documents/maternal_death_
surveillance/en/　2013

9 ）https://www.who.int/publications/i/item/9789240005105,2020

10）https://interprofessional.global/wp-content/uploads/2019/11/WHO-2016-Global-
Strategy-on-Human-Resource-for-Health-Workforce-2030.pdf,2016

11）https://www.who.int/publications/i/item/9789240005105,2020

12）https://www.who.int/publications/i/item/9789241515849

13）新倉・小林［2018：27-34］https://doi.org/10.11434/kyorinmed.49.27
DOI https://doi.org/10.11434/kyorinmed.49.27

14）https://apps.who.int/iris/bitstream/handle/10665/250796/9789241549912-eng.
pdf?sequence=1

15）https://www.who.int/docs/default-source/malaria/world-malaria-reports/
9789240015791-double-page-view

16）Reimagining a resilient HIV response for children adolescents and pregnant
women living with HIV, 2020 world AID Day Report, UNICEF

17）https://www.unicef.or.jp/sowc/pdf/UNICEF_SOWC_2019.pdf

18）https://doi.org/10.4060/cb4474en

19）https://doi.org/10.4060/cb4474en

20）https://www.unicef.or.jp/sowc/pdf/UNICEF_SOWC_2019.pdf

21）https://reliefweb.int/sites/reliefweb.int/files/resources/JME-2021-UN-regions-
web-v2.pdf

22）https://www.unicef.or.jp/sowc/pdf/UNICEF_SOWC_2019.pdf

23）https://www.unicef.org/media/79371/file/UN-IGME-child-mortality-　report-2020.
pdf.pdf

24）https://www.unicef.org/media/79371/file/UN-IGME-child-mortality-　report-2020.

pdf.pdf

25）https://www.who.int/publications/i/item/9789240005105

26）M J Sankar et al（2016）：Vol.36（Suppl 1 ：SI-S11），May 2016.
Doi：10.1038/jp.2016.27

27）https://childmortality.org/wp-content/uploads/2019/10/UN-IGME-Child-
Mortality-Report-2019.pdf

28）https://www.unicef.or.jp/library/sowc/2014/pdf/haku2014.pdf

29）同上［2014：5］

30）同上［2014：6］

31）同上［2014：10］

32）同上［2014：11］

33）同上［2014：16］

4．アフリカの人間開発の優先性

　国連開発アフリカ局長，アブドゥラエ・マール・ディエエ氏は「女性の夢を育み，機会と資源へのアクセスを促進し，行動的市民となるチャンスを与え創造的エネルギーを解き放てば，アフリカの包括的開発において21世紀の次のフロンティアにすることができる[1]」と述べており，アフリカの人間開発の優先性と有用性を示唆している．

　世界の母子保健事情において最も優先されなければならないアフリカ諸国は，ジェンダー平等や女性のケイパビリティを高める必要性が高い[2]．

　女性の権利や，女性と男性が平等な扱いを受け，資源と機会に平等にアクセスできることによって，あらゆる社会に恩恵がもたらされることが広く認識されているにも関わらず，不平等はなくなっていない．所得および非所得面でのジェンダー格差により，男性と比べて女性の人間開発水準は低く，平均してアフリカの女性は男性の人間開発レベルの87％しか達成していない[3]．

　保健と教育の動向を含む社会的側面は，女性の平等とエンパワーメントを決定づける主要な因子である．アフリカにおける地域別の児童婚の割合は高く，未成年での出産が多いが，未成年出生率が1％上がるとHDI（人間開発指標）が約1.1％下がるといわれる．教育に関しては，25歳以上の男女別，地域別平均教育期間は，アフリカはどの地域においても男性より女性の教育期間が短い．

　経済面に関しては，アフリカでは社会的規範や習慣によって育児や家事の主な責任が女性と少女に割り当てられているため，通常，女性は家庭内の仕事，すなわち子供と高齢者の世話，炊事，掃除，水や食料の運搬などに男性の2倍の時間を費やしている．サハラ以南アフリカでは，家庭用の水汲み労働の71％は女性と少女が負担している．女性の労働市場への参加は増えてはいるが，報酬の高い職や企業における就労機会は増えていない．農業以外の賃金格差は，サハラ以南アフリカのあらゆる労働市場に蔓延し，この地域における調整前の平均男女賃金格差は30％と推定される[4]．

　アフリカ人間開発報告書2016によると，サハラ以南アフリカにおける2010年から2014年のジェンダー格差による経済的損失の年間総額は900億ドルをこえているといわれ，2014年には最高額の約1050億ドルに達している．

　女性の政治的発言権とリーダーシップに関しては，より多くの女性が政治や

指導的地位に関われば関わるほど，女性の権利，優先課題，ニーズ，利害など
が無視または黙認される可能性は小さくなると言われているが，ジェンダー平
等に向けた進展は遅れている[5]．アフリカ諸国および地方自治体ではジェンダー
平等を推進するための多様な法規定，慣例，および法律を定めているが，社
会・文化規範に根をもつ既存の慣習や行動に大きなずれがあり，これがジェン
ダー平等と女性のエンパワーメントを進める上で最も困難な課題となって
いる[6]．

　2015年のアフリカバロメーターの調査によると，アフリカ人の約4分の1は
ジェンダー平等の概念をもっていない．アフリカのジェンダー平等を達成する
には，国民の義務に対する積極的な意識向上および強力な政策提言が必要で
ある[7]．

注

1）https://impact.pub/wp-content/uploads/2016/05/UNESCO_GEAP_II-_IMPACT_
MAGAZINE_P37-38.pdf
2）https://www.undp.org/sites/g/files/zskgke326/files/publications/UNDP_Tok_
AfHDR_20160828.pdf
3）同上［2016：3］
4）同上［2016：5-6］
5）同上［2016：6］
6）同上［2016：8］
7）同上［2016：8］

5. 多様な民族文化・子育ての普遍性

　乳幼児死亡率の高い国であっても，母親が子どもを慈しみ，よく育てたいと考えるのはどの国にも共通している．多様な文化の中で母子の健康は保たれ，育児がなされている．Column 3 のようにマラウイでの子育ては，地域の人々の智恵によって，子育てが支えられており，むしろ政策が整った先進国において，子どもとの距離のとり方に悩んだりする親は少なくない．

　母の存在や生活スタイル，食に対する態度は，子どもの身体や精神の発達に影響を与えるとして，「元気に成長した幼児の母は，子どもが食事のとき食卓にいるように気をつけた母であり，子のために（特別な）食事の用意ができる母である」と述べられる．一方，世界の多くの母は，働いており，子どもに十分育児ができず，ジレンマの中にいる．子育ては，民族や文化，家族機能や家族の健康状態と相互作用しており，一概に「正解」と断言されるものはない．言えることは世界共通の普遍的かつ未来志向のテーマだということである．

注

1) McElroy & Townsend ［1995：232］.

文　　献

千葉正士編 1988『スリランカの多元的法体制―西欧法の移植と固有法の対応―』（アジア法
　　叢書 9 ）成文堂.

ColomboPage, Corona vaccine will be given in mid-February - State Minister 〈http://
　　www.colombopage.com/archive_21A/Jan15_1610734994CH.php〉

Drèze, J. and Sen, A. K. 1989 *Hunger and Public Action*, Oxford: Clarendon Press.

Doyal, L. with Pennell, I. 1979 *The Political Economy of Health*, Imogen Pennel with
　　Drake Marketing services, Pluto Press＝1990 青木郁夫訳『健康と医療の経済学―より
　　健康な社会をめざして―』法律文化社.

Epidemiology Unit Website 〈https://www.epid.gov.lk/web/〉

FAO, IFAD, UNICEF, WFP and WHO 2021 The State of Food Security and Nutrition in
　　the World 2021,〈https://doi.org/10.4060/cb4474en〉

Friedmann, John 1992 *Empowerment: The Politics of Alternative Development*, Blackwell
　　＝1995 斉藤千宏・雨森孝悦監訳『市民・政府・NGO ―「力の剥奪」からエンパワーメ
　　ントへ―』新評論.

後藤玲子 2002『正義の経済哲学―ロールズとセン―』東洋経済新報社.

―――― 2003「センの福祉的自由―福祉と開発の経済学への多大な貢献―」『THE KEIZAI
　　SEMINAR APRIL 2003』.

後藤玲子・P.デュムシェル編 2011『正義への挑戦―セン経済学の新地平―』晃洋書房.

後藤玲子 2014「女性の自由とケイパビリティ―世界の社会福祉の視座から」『世界の社会福
　　祉年鑑2014』旬報社.

Gunetilleke, N., Kuruppu, S. and Goonasekera, S. 2008 *The Estate workers' Dilemma:
　　Tensions and Changes in the Tea and Rubber Plantations in Sri Lanka*, Center for
　　Poverty Analysis（CEPA）.

100の診療所より 1 本の用水路を！　医師「中村哲」の生涯 〈https://www.ntv.co.jp/sekaju/
　　articles/428dldg46bcxm7saawp.html〉.

井関敦子・磯邉厚子 2008「スリランカ共和国ヌワラエリヤ県において茶摘み労働に従事す
　　る妊婦の栄養状態とセルフケア行動」『母性衛生』第49巻第 1 号 pp.160-166.

磯邉厚子 2006「労働と女性―スリランカ農園部のプラッカーの女性たち―」『国立女性教育
　　会館研究ジャーナル』第10号，pp.95-100.

―――― 2008「スリランカの社会福祉」『世界の社会福祉年鑑2008』旬報社，pp.445-465.

―――― 2014「スリランカの社会福祉」『世界の社会福祉年鑑2014』旬報社，pp.379-405.

―――― 2016『スリランカの農園地域における母子保健―潜在能力アプローチの視点―』
　　晃洋書房.

──── 2017「スリランカ農園地域の子どもの発達と生活環境─低出生体重児の家庭訪問から─」『第30回日本看護研究学会近畿北陸地方会抄録集』p.36.

──── 2018「スリランカの社会福祉」『世界の社会福祉年鑑2018』旬報社，pp.203-231.

磯邉厚子・井関敦子・石村久美子 2010「スリランカの農村・農園における妊婦の健康とwell-beings」『国立女性教育会館研究ジャーナル』第14号，pp.67-79.

磯邉厚子・瀬川裕美 2017「スリランカ農園地域の小・中学生の生徒の健康診査」『第１回日本国際看護学会抄録集』p.36.

磯邉厚子・戸田美幸・松永早苗・植村小夜子 2018『国際学術研究助成 研究成果報告書』（公財）平和中島財団，pp.16-20.

磯邉厚子・植村小夜子 2013「スリランカの農園地域の居住環境にみる母子の栄養不良の課題」『第39回日本保健医療社会学会大会抄録集』p.62.

──── 2014「スリランカの農園地域の女性の労働と健康─ライフコーダでの計測から─」『第32回日本国際保健医療学会西日本地方会抄録集』p.4.

磯邉厚子・植村小夜子・小関佐貴代・坂本千科絵 2012「スリランカの農園セクターにおける妊婦の健康と潜在能力─ A. Senの自由の概念から─」『母性衛生』第52巻第４号，pp.454-463.

磯邉厚子・植村小夜子・三木真知・伊藤良子 2012「スリランカの農園地域における母子保健の課題と展望─中央部州・ヌワラエリヤ県での調査から─」『京都市立看護短期大学紀要』第37号，pp.75-83.

磯邉厚子・植村小夜子・戸田美幸・松永早苗 2020a「スリランカ農園地域の働く母と子どもの自由と潜在能力─農園託児所の５歳未満児の低出生体重率から─活動報告」『第33回看護研究学会　近畿・北陸地方会学術集会抄録集』p.40.

──── 2020b「スリランカ農園地域の働く母と子どもの自由」『第４回日本国際看護学会抄録集』p.30.

──── 2021a「農園移民の家族史と健康生活─高齢者のインタビューから─」『第35回日本国際保健医療学会東日本会抄録集』p.1.

──── 2021b「スリランカ農園地域の保育所の子どもの歯の健康課題」『第35回日本国際保健医療学会東日本会抄録集』p.1.

──── 2021c「スリランカCOVID-19の動向と課題─ケイパビリティの視点から─」『第39回日本国際保健医療学会西日本会抄録集』p.36.

Jayawardena, P. 2014 *Can People in Sri Lanka's Estate Sector Break Away from Poor Nutrition: What Causes Malnutrition and How It can be Tackled*, Colombo: Institute of Policy Studies of Sri Lanka, pp.24-25.

JOCV看護職ネットワーク編 2003『世界を翔けたナースたち』社団法人青年海外協力協会，青年海外協力隊看護職OBネットワーク.

川島耕司 2006『スリランカと民族─シンハラ・ナショナリズムの形成とマイノリティ集団─』明石書店.

―――― 2019『スリランカ政治とカースト― N. Q. ダヤスとその時代　1956〜1965』芦書房.

カント研究会，久呉高之・湯浅正彦編 1997『自由と行為』晃洋書房.

Kunaratnam, L. 2019 Health Care Seeking Behaviour of Elders in Sri Lanka: With Special Reference to Vavuniya District, Department of Sociology, University of Colombo, Sri Lanka, 〈http://erepo.lib.uwu.ac.lk/bitstream/handle/123456789/553/352.pdf?sequence=1&isAllowed=y〉

Kotelawala, H. and CHANKA Jayasinghe, C. 2020 COVID-19 vaccine: When must Sri Lanka act? 〈https://economynext.com/covid-19-vaccine-when-must-sri-lanka-act-77074/〉

Kymlicka,W. 1995 *Multicultural Citizenship: A Liberal Theory Minority Rights*, Oxford; New York: Clarendon Press=1998 角田猛之・石山文彦・山崎康任監訳『多文化時代の市民権―マイノリティの権利と自由主義―』晃洋書房.

栗原俊輔 2020『ぼくは6歳，紅茶プランテーションで生まれて．―スリランカ・農園労働者の現実から見えてくる不平等―』合同出版.

国境なき医師団 2016 数字でみるエボラ出血熱対応（2014年―2015年）―西アフリカのエボラ流行に関する国境なき医師団の主要財務データー〈http://www.msf.or.jp/library/pressreport/pdf/20160404_Ebola.pdf.〉（2017/5/26）

丸井英二・森口郁子・李節子編 2017『国際看護・国際保健』弘文堂.

McElroy, Ann and Townsend, Patricia K. 1995 *Medical Anthropology in Ecological Perspective*, Routledge=1995 丸井英二監訳『医療人類学―世界の健康問題を解き明かす―』大修館書店.

Mill, J. S. 1869 *he Subjection of Women*=1957 大内兵衛・大内節子訳『女性の解放』岩波書店〔岩波文庫〕1957年第1刷，2004年第29刷.

Moser, Caroline O. N. 1996 *Gender Planning and Development: Theory, Practice and Training*, Shinhyoron=2003 久保田賢一・久保田真弓訳『ジェンダー・開発・NGO―私たち自身のエンパワーメント―』新評論.

波平恵美子 1994『医療人類学入門』朝日新聞社.

National Committee on Women 1993 Ministry of Child Development and Women's Affairs, *WOMEN's CHARTER SRILANKA*.

New World Bank country classifications by income level: 2020 - 2021, World Bank.

新倉保・小林富美惠 2018「世界における妊娠マラリアの現状と問題点」『杏林医学会雑誌』第49巻第1号，pp.27-34.

新山智基 2015「アフリカ医療・感染症レポート―三大感染症・顧みられない熱帯病・エボラ出血熱を知る―」『生存学研究センター報告』23, pp.68-97.〈center_reports_23_04-3.pdf〉（ritsumei-arsvi.org）

新田孝彦・中村睦男 1993『カントと自由の問題』北海道大学図書刊行会.

日本外務省　2021, 3月 スリランカ民主社会主義共和国，基礎データ.

野口忠司 1984「スリランカ＝戦いと言語（下）―植民地支配の史的概観―」『海外事情』拓殖大学海外事業所研究所.

Official Website for Sri Lanka's Response to COVID-19 〈https://covid19.gov.lk〉

PHDT（Plantation Human Development Trust）2005 *Plantation Industry and people.*

Rawls, J. 1957 *Justice as Fairness,* Originally published in U.S.A All Right Reserved=1999 田中成明編訳『公正としての正義』木鐸社.

―――― 1971 *A Theory of Justice,* Harvard University Press=1979 矢島鈞次・篠塚慎吾・渡辺茂『正義論』紀伊國屋書店.

立命館大学国際課 2005a「適正技術を用いたプランテーション労働者の生活環境調査」（3月）.

―――― 2005b「ジェンダー調査報告書」（5月）.

左合治彦 2018『病気がみえる vol.10 産科』メディックメディア.

Sankar, M. J., Natarajan,C. K. and Das, R. R. 2016 When Do Newborns Die? A Systematic Review of Timing of Overall and Cause-specific Neonatal Deaths in Developing Countries, *Journal of Perinatology,* Vol.36（Suppl 1: SI-S11）. Doi: 10.1038/jp.2016.27

Say, L., Chou, D., Gemmill, A. et al. 2014 Global Causes of Maternal Death: WHO Systematic Analysis, *Lancet Global Health,* No.2, Vol.6, e323-33.

SDGs総研「我々の世界を変革する：持続可能な開発のための2030アジェンダ」〈https://www.mofa.go.jp/mofaj/files/000101402.pdf〉

世界の歴史まっぷ〈https://sekainorekishi.com〉

世界女性会議北京宣言1995〈https://www.gender.go.jp/international/int_standard/int_4th_beijing/index.html〉

Sen A. K. 1981 *Poverty and Famines: An Essay on Entitlement and Deprivation,* International Labour Office by Clarendon/Oxford University Press=2000 黒崎卓・山崎幸治訳『貧困と飢饉』岩波書店.

―――― 1982 *Choice, Welfare and Measurement,* Basil Blackwell=1989 大庭健・川本隆史訳『合理的な愚か者―経済学＝倫理学的研究―』勁草書房.

―――― 1985 *Commodities and Capabilities,* Amsterdam: Elsevier Science Publishers B.V.=1988 鈴村興太郎訳『福祉の経済学―財と潜在能力―』岩波書店.

―――― 1987 *On Ethics and Economics,* Blackwell=2002 徳永澄憲・松本保美・青山治城訳『経済学の再生―道徳哲学への回帰―』麗澤大学出版会.

―――― 1992 *Inequality Reexamined,* Oxford: Oxford University Press=1999 池本幸生・野上裕生・佐藤仁訳『不平等の再検討―潜在能力と自由―』岩波書店.

―――― 1997 *On Economic Inequality,* expanded ed., Oxford: Oxford University Press=2000 鈴村興太郎・須賀晃一訳『不平等の経済学』東洋経済新報社.

―――― 1999a *Development as Freedom,* Oxford: Oxford University Press=2000 石塚雅彦訳『自由と経済開発』日本経済新聞社.

───── 1999b *Beyond the Crisis: Development Strategies in Asia*, Institute of Southeast Asian Studies=2002 大石りら訳『貧困の克服』集英社〔集英社新書〕.

───── 2000-2004 *Collected Essays*, Tuttle-Mori Agency Inc., Tokyo=2006 東郷えりか訳『人間の安全保障』集英社.

セン, A. K.・後藤玲子 2008『福祉と正義』東京大学出版会.

鹿毛理恵 2015「スリランカの海外出稼ぎと経済社会―政策と実績―」『アジ研ワールドトレンド』243巻, pp.30-34.

白川優子 2018『紛争地の看護師』小学館.

白鳥正喜 1998『開発と援助の政治経済学』東洋経済新報社.

Shute, S. and Hurley, S.（eds.）1993 *On Human Rights*, Oxford: The Oxford Amnesty Lectures=2003 中島吉弘・松田まゆみ訳『人権について―オックスフォード・アムネスティ・レクチャーズ―』みすず書房.

Sri Lanka Annual Health Bulletin 2018, Department of Health services, Central Province, Planing Unit 163, p.1, 6-41.

Sri Lanka Annual Health Bulletin 2018, ministry of health in Sri Lanka

Sri Lanka Annual Health Bulletin 2019.

Sri Lanka Annual Health Statistics 2018a, Medical Statistics Unit, Ministry of Health and Indigenous Medical Services.

Sri Lanka Annual Health Statistics 2018b, Ministry of health in Sri Lanka.

Sri Lanka Annual Report 2019, Central Bank of Sri Lanka.

Sri Lanka Annual Report, Sri Lanka Foreign Employment Bureau 2018, Sri Lanka Foreign Employment Bureau.

Sri Lanka Annual Report, Sri Lanka Labour Force Survey 2018, Department of Census and Statistics, Sri Lanka.

Sri Lanka Demographic and Health Survey 2016, Department of Census and Statistics, Ministry of National.

Sri Lanka Department of Census 2012.

Sri Lanka Department of Health Services Central Province, Annual Health bulletin 2018.

Sri Lanka external affairs.（スリランカ外務部門外務担当）. India ready to give its COVID vaccine to Sri Lanka - External Affairs Minister Jaishankar tells President 〈https://www.presidentsoffice.gov.lk/index.php/2021/01/06/india-ready-to-give-its-covid-vaccine-to-sri-lanka-external-affairs-minister-Jaishankar-tells-president/〉

Sri Lanka Household Income Expenditure Survey（HIES）2016.

Sri Lanka Labour Force Survey, Department of Census and Statistics, Sri Lanka.

Sri Lanka Medical Statistics Unit Ministry of Health and Indigenous Medical Services, Annual Health Statistics 2018.

Sri Lanka Policy and Economic Affairs and Ministry of Health, Nutrition and Indigenous

Medicine.

Sri Lanka統計局ウェブサイト〈www.statistics.gov.lk〉

Sri Lanka WOMEN'S CHARTER 1993 National Committee on Women, Ministry of Women's Empowerment and Social Welfare, 〈http://gbvforum.lk/r-library/document/Womens_Charter.pdf〉

Streeten, P. P. 1995 *Thinking about Development*, Published by the Press Syndicate of the University of Cambridge Press.

鈴村興太郎 2002「センの潜在能力理論と社会保障」(現代の規範理論と社会保障)『海外社会保障研究』No.138, pp.22-33.

鈴村興太郎・後藤玲子 2001『アマルティア・セン―経済学と倫理学―』実教出版.

昭和大学DOHaD班「DOHaDとは」〈http://www10.shouwa-u.ac.jp/〜doohad/examination/html〉

The American Journal of Nursing 2015 Original Research 'I am a Nurse' Oral Histories of African Nurses, *The American Journal of Nursing*, vol.115, No.8, pp.22-33.

The World Bank 2000, *Voices of the Poor: Can Anyone Hear Us?*, The International Bank for Reconstruction and Development/The World Bank=2002 "Voices of the Poor" 翻訳グループ訳『私たちの声が聞こえますか?』(貧しい人々の声　第1巻), 世界銀行東京事務所.

戸田美幸・磯邉厚子・植村小夜子・松永早苗 2020a「スリランカ農園地域の5歳以下の子どもの栄養不良の現状と課題」『第38回日本国際保健医療学会抄録集』p.37.

――― 2020b「スリランカ農園地域の子どもの発育と母親の授乳状況」『第35回グローバルヘルス合同大会日本国際保健医療学会抄録集』p. 194.

植村小夜子・磯邉厚子 2013a「スリランカ・ヌワラエリヤ県の妊産婦と低出生体重児の現状」『第33回日本看護科学学会抄録集』p.125.

――― 2013b *Developmental Status of Children in Plantation Areas of Nuwara Eliya prefecture in Sri Lanka*, 5th International Association for Human Caring Conference, p.74.

weblio〈https://www.webio.jp/wkpja/content〉

Werner, D. and Sanders, D. 1997 *The Politics of Primary Health Care and Child Survival*, shinhyoronn=1998 池住義憲・若井晋監訳『いのち・開発・NGO ―子どもの健康が地球社会を変える―』新評論.

WHO 1978 Declaration of Alma-Ata 〈https://www.who.int/publications/almaata_declaration_en.pdf〉

――― 1986 The 1st International Conference on Health Promotion, Ottawa 〈https://www.who.int/teams/health-promotion/enhanced-wellbeing/first-global-conference〉

――― 2019 Childhood malnutrition in Sri Lanka: A road map for the last mile, 〈https://apps.who.int/iris/bitstream/handle/10665/342173/9789290227847-eng.

pdf?sequence=1〉

──── 2013 Maternal Death Surveillance and Response Technical Guidance Information for Action to Prevent Maternal Death 〈https://www.who.int/maternal_child_adolescent/documents/maternal_death_surveillance/en/〉

──── 2015 〈https://apps.who.int/gho/data/view.ebola-sitrep.ebola-summary-latest〉

──── 2016a WHO Recommendations on Antenatal Care for a Positive Pregnancy Experience, 〈https://apps.who.int/iris/bitstream/handle/10665/250796/9789241549912-eng.pdf?sequence=1〉

──── 2016b Global Strategy on Human Resources for Health: Workforce 2030 〈https://interprofessional.global/wp-content/uploads/2019/11/WHO-2016-Global-Strategy-on-Human-Resource-for-Health-Workforce-2030.pdf〉

──── 2018 World Health Statistics 2018 〈https://www.who.int/docs/default-source/gho-documents/world-health-statistic-reports/6-june-18108-world-health-statistics-2018.pdf〉

──── 2020a National Center for Global Health and Medicine WHO［1946］

──── 2020b World Health Statistics 2020: Monitoring Health for the SDGs, 〈https://www.who.int/publications/i/item/9789240005105〉

──── 2020c World Malaria Report 2020, 〈https://www.who.int/docs/default-source/malaria/world-malaria-reports/9789240015791-double-page-view〉

──── 2020d Ending the neglect to attain the Sustainable Development Goals: A road map for neglected tropical diseases 2021-2030 Overview, 〈https://www.who.int/publications/i/item/9789240010352〉

──── Causes of Death among Adolescents 〈https://www.who.int/maternal_child_adolescent/data/causes-death-adolescents/en/〉

──── Elimination of Mother-to-child Trans Mission 〈https://www.afro.who.int/health-topics/hivaids/emtct〉

WHO Regional office for Europe 1986=1995 島内憲夫訳　オタワ憲章『21世紀の健康戦略 2　HEALTH PROMOTION』垣内出版.

Wikipedia "Jakarta Declaration"〈https://en.wikipedia.org/wiki/Jakarta_Declaration〉

──── 〈https://ja.wikipedia.org.wiki〉

国連関係文献

国連開発計画（UNDP）HDR 1995『ジェンダーと人間開発』国際協力出版会.

──── 1997『貧困と人間開発』国際協力出版会.

──── 2000『人権と人間開発』国際協力出版会.

──── 2005『岐路に立つ国際協力―不平等な世界での援助，貿易，安全保障―』国際協力出版会.

──── 2014『人々が進歩し続けるために―脆弱を脱し強靱な社会をつくる―』CCCメディアハウス.

──── 2015『人間開発のための仕事』CCCメディアハウス.

──── 2018『人間開発指数・指標：2018年 新統計』.

──── 2019『所得を越えて，平均を越えて，現在を越えて：21世紀の人間開発格差』.

国連ミレニアム開発目標報告書2015〈https://www.unic.or.jp/files/e530aa2b8e54dca3f48fd84004cf8297.pdf〉

UN 2015 Millennium Development Goal 8, Taking Stock of the Global Partnership for Development, MDG Gap Task Force Report 2015 〈https://www.un.org/millenniumgoals/pdf/MDG_Gap_2015_E_web.pdf〉

──── 2020 World Fertility and Family Planning 2020: Highlights, 〈https://www.un.org/development/desa/pd/sites/www.un.org.development.desa.pd/files/files/documents/2020/Aug/un_2020_worldfertilityfamilyplanning_highlights.pdf〉

UNDP Human Development Report 2009『障壁を乗り越えて―人の移動と開発』.

UNDP Human Development Report 2010『国家の真の豊さ―人間開発への道筋』.

UNDP 2016 Africa Human Development Report 2016〈http://hdr.undp.org/sites/default/files/afhdr_2016_lowres_en.pdf〉

UNFPA 2019 Sri Lanka Women's well-beings Survey.

UNFPA, UNICEF, WHO, International Confederation of Midwives 2014 Strengthening Quality Midwifery Education for Universal Health Coverage 2030: Framework for Action,〈https://www.who.int/publications/i/item/9789241515849〉

UNICEF 2014『世界子供白書2014　統計編』〈https://www.unicef.or.jp/library/sowc/2014/pdf/haku2014.pdf〉

──── 2019『世界子供白書2019』〈https://www.unicef.or.jp/sowc/〉

──── 2020a Child Marriage around World 〈https://www.unicef.org/stories/child-marriage-around-world〉

──── 2020b Reimagining a Resilient HIV Response for Children, Adolescents and Pregnant Women Living with HIV, 〈https://reliefweb.int/sites/reliefweb.int/files/resources/2020%20World%20AIDS%20Day%20Report%20Final.pdf〉

UNICEF, WHO, World Bank Group 2019a Levels and trends in child malnutrition, 〈https://www.unicef.org/media/60626/file/Joint-malnutrition-estimates-2019.pdf〉

──── 2019b〈https://childmortality.org/wp-content/uploads/2019/10/UN-IGME-Child-Mortality-Report2019.pdf〉

──── 2020 Levels & Trends in Child Mortality, Report 2020,〈https://www.unicef.org/media/79371/file/UN-IGME-child-mortality-report-2020.pdf〉

UNICEF, WHO, World Bank Group Joint Child Malnutrition Estimates 2021 Levels and Trends in Child Malnutrition,〈https://reliefweb.int/sites/reliefweb.int/files/resources/

JME-2021-UN-regions-web-v2.pdf〉

UNICEF, WHO, World Bank Group, United Nations 2020 A Neglected Tragedy: The Global Burden of Stillbirths,〈https://reliefweb.int/sites/reliefweb.int/files/resources/UNI377021.pdf〉

《著者紹介》

磯 邉 厚 子　聖泉大学看護学部看護学科教授
　　　　　　専攻分野　地域在宅看護学，国際看護学，看護ケア開発

植村小夜子　佛教大学保健医療技術学部看護学科教授
　　　　　　専攻分野　地域在宅看護学，公衆衛生看護学

戸 田 美 幸　聖泉大学看護学部看護学科助教
　　　　　　専攻分野　母性看護学

松 永 早 苗　神奈川県立保健福祉大学実践教育センター准教授
　　　　　　専攻分野　感染症看護学

女性と子どもの健康が未来を拓く
ケイパビリティ・アプローチ

2022年2月20日　初版第1刷発行　　＊定価はカバーに
　　　　　　　　　　　　　　　　　表示してあります

　　　　　　　　　　磯　邉　厚　子
　　　　著　者　　　植　村　小夜子 ©
　　　　　　　　　　戸　田　美　幸
　　　　　　　　　　松　永　早　苗

　　　　発行者　　　萩　原　淳　平
　　　　印刷者　　　田　中　雅　博

発行所　株式会社　晃　洋　書　房
〒615-0026　京都市右京区西院北矢掛町7番地
　　　　　電話　075 (312) 0788番代
　　　　　振替口座　01040-6-32280

装丁　上川七菜　　　　　印刷・製本　創栄図書印刷㈱

ISBN 978-4-7710-3570-6